中小学生饮食营养健康手册

王山川　赵裕民　编著

金盾出版社

内容提要

本书从营养学角度，针对中小学生生长发育的特点，分年龄段推荐了多个营养食谱，以及中、高考期间饮食营养安排和中小学生常见疾病的饮食营养治疗，并对中小学生易沾染的不良习惯予以分析指导，书后还介绍了保健食品的选择方法和预防食物中毒的常识，并附中国居民膳食宝塔、特定人群膳食指南等。适合中小学生家长和营养工作者阅读。

图书在版编目(CIP)数据

中小学生饮食营养健康手册/王山川，赵裕民编著．—北京：金盾出版社，2007.6

ISBN 978-7-5082-4498-3

Ⅰ.中…　Ⅱ.①王…②赵…　Ⅲ.①中学生-合理营养-手册②小学生-合理营养-手册　Ⅳ.R151.4-62

中国版本图书馆 CIP 数据核字(2007)第 040866 号

金盾出版社出版、总发行

北京太平路 5 号(地铁万寿路站往南)

邮政编码：100036　电话：68214039　83219215

传真：68276683　网址：www.jdcbs.cn

封面印刷：北京 2207 工厂

正文印刷：北京金盾印刷厂

装订：桃园装订厂

各地新华书店经销

开本：850×1168 1/32　印张：6.25　字数：150 千字

2007 年 6 月第 1 版第 1 次印刷

印数：1—11000 册　定价：10.00 元

前 言

人类的生长发育在青春期出现一个突增的阶段，中小学生正是处于这个时期。此期儿童的身高、体重、大脑、性器官、体力都逐渐发育，并伴有性功能的出现。男孩和女孩在体力、血压、心率、体温、肺活量、血液变化等也产生了很大的差别，是人一生中改变最急骤的时期。在这一时期，人体对热能、蛋白质、维生素、微量元素的需求量明显增多，如营养缺乏便可引起生长发育受阻；但如营养不均衡，又会出现营养过剩，使小胖墩越来越多。因此，如何保证合理的饮食，均衡的营养，是学校和家长非常关注的问题。现在，由于物质生活的丰富和人们对饮食调节方面的片面理解，中小学生的饮食营养不均衡，使身体素质明显下降，缺乏这个年龄段应有的爆发力，不能吃苦耐劳，往往多走一点路就出汗、气喘。这种状况的发生往往是由于家长以为讲营养就是吃大鱼大肉、山珍海味，就是要吃营养滋补品，或者任由孩子挑食、偏食、吃零食，让孩子在营养不平衡的饮食状况中不知不觉地失去了应有的生机勃勃的活力。

提高中小学生的营养水平是全社会的工作，是饮食营养系统工程的重要部分，如家长让小宝贝从小就得到合理的营养。预防和治疗常见病，使营养物质不在体内浪费。还有为孩子研制和生产卫生可口、经济实惠的健康食品等。一句话，中小学生的营养与健康需要全社会的关注和努力才能得到保证。笔者身为一个营养工作者，深感责任重大，有义务通过自己的努力，向全社会，特别是向家长们宣传和普及正确的营养知识，走出营养误区，使我们的下一代在成长过程得到全面合理的营养和最佳饮食调养。因此，为满足读者的需求编写了《中小学生饮食营养健康手册》一书。

本书共分为十二章，第一章介绍了中小学生的生长发育和营养特点，第二章介绍了正常人体必需的营养物质，第三章介绍了中小学生营养状况的评价标准，第四章推荐了中小学生一年四季的营养食谱，第五章介绍了中、高考期间的营养饮食，第六章为中小学生常见疾病的饮食治疗，第七、八、九章指出了饮酒、吸烟、吸毒、暴饮暴食与盲目减肥等不良习惯对健康的危害，第十章提出了正确食用保健食品的方法，第十一章介绍了讲究食品卫生的方法和预防食物中毒的措施，第十二章介绍了合理营养、平衡膳食的理念。书后还附有中国居民平衡膳食宝塔，特定人群膳食指南，学生集体用餐的营养要求等内容。从营养学角度，针对中小学生的发育特点介绍了许多营养知识点。其内容通俗易懂，科学实用，适合学生家长和从事营养保健的工作者阅读参考。望此书能对中小学生的健康成长有所帮助。

由于水平有限，加之编写时间仓促，难免有许多不足之处，请读者指正。谨在此对关心和支持本书的单位和个人表示衷心的感谢。

编　者

2007年3月

目录

第一章 中小学生的发育和饮食营养特点

第二章 正常人体必需的营养物质

第三章 中小学生营养状况的评价

第八章　吸毒的恶果

第九章　暴饮暴食与盲目节食对健康的影响

第十章　正确食用保健食品

第十一章　讲究食品卫生,预防食物中毒

第十二章　合理营养与平衡膳食

附　　录

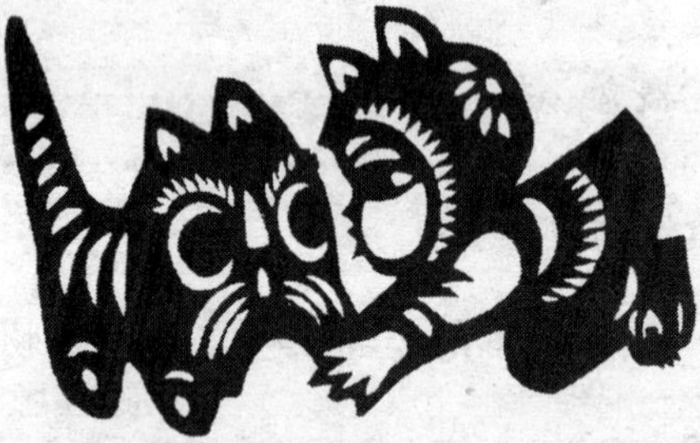

第一章 中小学生的发育和饮食营养特点

一、中小学生的发育特点

人的生长发育从卵子与精子的结合开始，一直到生长发育的基本完成，大约需要历经 25 年的时间，占每个人生命过程的三分之一。人体的生长发育速度、生长发育曲线并不是随年龄增长直线上升，而是快与慢交替，呈波浪式上升。在整个生长发育过程中，全身和大多数器官的发育有两次生长突增高峰，第一次在胎儿期，第二次在青春发育初期，女孩比男孩约早 2 年出现。以身高体重为例，身高的第一次突增高峰是在胎中期（4～6 个月），3 个月共长 27.5 厘米，为整个胎生期总增长量的二分之一以上，是一生中增长最快的阶段。体重是在胎生末期（7～9 个月）增长最快，3 个月共增长 2.3 千克，占整个胎生期总增长量的三分之二以上，也是一生中增长最快的阶段。以后逐渐减慢，但在出生后第一年内身高仍增长20～25 厘米（为出生时的 50%），体重增加 6～7 千克，为出生时（3 千克）的 2 倍。周岁时身高约达 75 厘米，体重达 9 千克，是出生后长得最快的一年。生后第二年内身高约增加 10 厘米，体重可增至 12 千克，其速度虽比第一年有所下降，但仍属较快。2 岁后生长速度明显减慢并保持相对稳定，平均每年身高增加4～5厘米，体重增加1.5～2千克。到青春期开始(约10岁)，又开始出现第二次生长突增，这时身高年增长5～7厘米，个别可达10～12厘米，体重年增加4～5千克，个别可达8～10千克。约3年后，生长发育速度减慢，直到女性17岁、男性22岁左右，身高增长基本停止。从生长发育的曲线上可看出，我国婴儿出生时，男孩发育水平略高于女孩，一直持续到10岁。此后，由于女孩比男孩早两年开始青春期发育突增，超过男孩的发育水平，形成了男女生长发育曲线的第一次交叉。大约到13岁，男孩青春期发育突增，发育速度加快，超过了女孩，形成了男女生长发育曲线的第二次交叉。

人类生长发育在青春期出现一个突增的发育阶段，是受内分泌影响而形成的。首先是下丘脑促性腺激素分泌增加，随后是促黄体生成激素、促肾上腺激素和生长素的分泌量增加。在这些激素的作用下，儿童的身高、体重、身体各部分，包括大脑都迅速发育。同时，性器官也发育成熟，并伴有性功能的出现。从此，男性、女性在各种功能方面产生很大的差别，表现在体力及各项生理、生化指标方面，如血压、心率、体温、血红蛋白、红细胞、肺活量、握力等都不相同，到17～20岁时，男性的生理数值均高于女性。青春发育期是儿童发育过渡到成人的阶段，是人体发育突飞猛进的阶段。一般认为10～20岁是性成熟阶段，决定人的体格、心理和智力的发育，是一生中改变最急骤的时期，因此一定要重视这一重要时期的合理营养。

如果生长突增期的热能、蛋白质、维生素、无机盐等缺乏可使身体发育受阻。此期如锌缺乏，可致发育障碍性侏儒；维生素D缺乏，可引起青春期迟发性佝偻病；营养不良还可引起贫血、甲状腺肿和骨骼发育异常等疾病。所以在生长发育高峰时，应保证充足的营养供给，尤其是在突增前期就应增加营养，让儿童储备一些营养素，以备生长需要。

二、中小学生的营养需求

合理的营养是青少年青春发育期健康成长的物质基础。这一时期，男性青少年的营养需求达到最高峰，女性青少年对营养需求仅低于妊娠期妇女。此期，食欲旺盛，食物摄取量猛增，摄入的热能必须基本与发育增长和活动消耗的热能相适应。否则，既可因摄入量过多而发胖，也可因供给不足而消瘦。10～12 岁的小学生每日所需的热能，男生为 9.6 兆焦(2 300千卡)，女生为 9.2 兆焦(2 200千卡)；13～15 岁的初中学生每日所需的热能，男生为 10.04 兆焦(2 400 千卡)，女生为 9.6 兆焦(2 300千卡)；16～18 岁的高中学生所需的热能，男生为 11.72 兆焦(2 800 千卡)，女生为 10.04 兆焦(2 400 千卡)。

蛋白质摄入对中小学生的发育十分重要，如果缺乏就会引起发育迟缓，如影响肌红细胞的合成与更新，使肌肉萎缩；使肾上腺皮质功能下降，而使机体不能适应发育阶段的应激状态。饮食中的蛋白质供给不足会使机体的免疫球蛋白合成减少，对疾病的抵抗力下降。蛋白质的缺乏对中枢神经系统的影响也极为明显。中小学生每人每日应摄入 80～90 克蛋白质。

青少年时期对无机盐和维生素的需要与儿童时期相近，但钙、磷、铁、锌、碘及维生素 A、维生素 E、维生素 B_1、维生素 B_2、维生素 C 的需要量加大。钙的供给除了维持钙平衡外，还应保证骨质生长的需要。13～16 岁的青春期少女，钙的供给可提高到每日1 200 毫克。为了预防青春期的甲状腺肿，需要补充碘；女生由于月经期失血，需要补充铁，一般每日每人 12 毫克，13 岁后可增加到每日每人 20 毫克。为预防这一阶段易患的心肌炎，需要补充维生素 E 和锌，经常进食海带、绿叶蔬菜、鱼和动物内脏，是获得这些营养素的最佳方法。

三、中小学生的合理膳食

一般中小学生多数依靠家庭供给膳食。由于缺乏营养指导，加上挑食、偏食、吃零食等不良饮食习惯的影响，学生的膳食较为普遍的存在着结构不合理，营养不平衡。调查表明，城市学生膳食中糖类占供热能比偏低（＜50%～70%），动物性食品与食用油摄入量大，脂肪供热能比（30%～44%），超过了世界卫生组织建议适宜比例的高限（30%）；农村学生则往往糖类摄入量占供热比过高（＞70%）。营养调查还发现，学生一日三餐热能的分配比例不合适，如早餐热能偏低、晚餐热能过高（＞35%～44%）。大量富含脂肪的动物性食品多集中于晚餐，不仅使晚上血脂过高，加重胃肠负担，而且影响第二天吃早餐的食欲。

大量研究表明，幼年时期的营养不良与微量元素缺乏可导致中小学生认知能力下降；热能与蛋白质缺乏的儿童，智商可下降 15 分；贫血儿童认知能力明显低于正常儿童。处在第二个生长高峰期的青少年的营养摄入也非常关键，此期如有充足而合理的营养摄入，既可一定程度地纠正因儿童时期营养不良造成智力与体格发育的亏缺，又对一生健康有着重要影响。

学校午餐应提供学生一日所需营养素的三分之一量，食物结构上应包括畜肉类或禽肉类、鱼类，蔬菜与水果，面包或谷类食品及牛奶。学校午餐应注意低脂肪，低食盐，蛋白质、脂肪、糖类比例适当。在午餐中应特别强调补充牛奶及奶制品、肉、蛋及水果，应不断提高儿童、青少年的维生素 A、维生素 B_2 及钙、锌的摄入量，在烹调加工上提高营养素的吸收利用率。合理的膳食营养对提高中小学生发育水平，增强体质可起到很大作用。

四、饮牛奶对健康的重要性

如今，牛奶及乳制品被世界公认为“接近完善的食品”，甚至被誉为“白色的血液”、“人类的保姆”、“最好的营养品”，但这一观点并没有得到人们的普遍认同，很多人热衷于给孩子买各种营养品、补品，却没有想到要给孩子喝牛奶、吃鸡蛋。据农业部最近披露，目前我国奶消耗量 800 多万吨，年人均不到 7 千克，与其他国家年人均消耗 90 千克比，相差很远。牛奶是优质蛋白的来源，每 100 毫升牛奶含 3.5 克蛋白质，其消化利用率同蛋类相当，高于肉、米饭、面包等，应成为餐桌首选。但我国人群肉、蛋、奶的消费比例是 7∶2.1∶1，牛奶是优质蛋白中最少被选用的，和国际上 0.7∶0.1∶1 的比例差距很大。

人的骨骼是储存钙的“仓库”，库存丰盈则一生受益。所以，在少儿时期补钙最重要。据全国营养调查结果显示，我国人均钙摄入量只能达到适宜摄入量标准的 50%左右。不少都市人虽看重补钙，却宁愿吃钙片，而不愿喝牛奶。人们热衷于吃各种钙制剂，其销售额远高于牛奶。其实，每天喝牛奶、吃乳制品，是最好的补钙措施。每 100 毫升牛奶中含钙量达 120 毫克，如果每天喝 250 毫升牛奶，即可获得 300 毫克的钙，相当于中国营养学会推荐的钙供给量标准的 40%，再从其他食物中摄取一定的钙，基本可满足机体需要。专家研究证实，喝牛奶对改善钙营养的效应是长期的，应长年坚持而不能急功近利。

在日本有个说法，一杯牛奶改变了一个民族。这话或许有些夸张，但过去几十年里日本对青少年营养问题的重视，无疑对增强体质起了重要作用。1931 年，日本 18 岁的男青年平均身高 161.8 厘米，女青年 151.2 厘米。在 40 年代后期，日本颁布营养法，重视为孩子们提供营养餐，每个在校生每天可以得到 1 杯牛奶。1960～1975 年，日本青少年男女身高分别增长达 2.8 厘米和 2.5 厘米，被西方学者誉为“人类体质的发展奇迹”。1985 年，日本 18 岁男女青年的平均身高分别达到 170.8 厘米和 157.8 厘米。

2000 年，中国医科大学卫生学院对沈阳 474 名 7～9 岁小学生进行了 6 个月的跟踪调查，发现每天饮用 400 毫升牛奶的学生和不喝牛奶的对照组学生相比，在膳食条件相同的情况下，平均身高分别增长了 0.72 厘米和 0.46 厘米。此外，喝牛奶孩子的体重和骨密度也有明显增加。北京大学儿童青少年卫生研究所曾采用“强化学生奶”，对 8～9 岁患缺铁性贫血的小学生进行防治，结果发现强化后的牛奶，完全克服了铁剂不易吸收，有明显胃肠刺激的缺点，使喝这种牛奶儿童的贫血症状得到纠正，还补充了优质的蛋白质，有效提高了学习效率。

国家“学生饮用奶”专家委员会强调，我们应当养成终身喝奶的习惯。为了青少年儿童的健康成长，希望 1 家长和孩子们记住“天天喝奶，终身受益，代代健康，民族兴旺”这 16 个字。

五、饮牛奶的常识

喝牛奶、煮牛奶很简单，但也要注意方法。这里给大家介绍一些喝牛奶的常识。

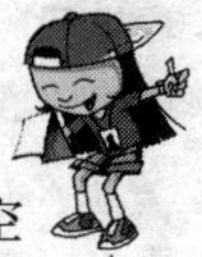

1. **忌文火煮牛奶** 文火煮牛奶会使奶中的维生素受到空气中氧的破坏，旺火煮牛奶不仅能保持奶中丰富的营养成分，而且还能杀死牛奶中的布鲁杆菌。但旺火煮牛奶很容易溢出来，奶开后应立即离火，然后再煮开，反复3～4次。

2. **忌煮奶时间过长** 牛奶煮到60℃时，奶中呈胶体状态的蛋白质微粒能脱水转变成凝胶状态，奶中磷酸钙也不稳定，在此温度下能由酸性变为中性而沉淀。当加热至100℃并持续5分钟时，牛奶发生复杂的化学变化，不但色、香、味随之降低，而且还会产生其他物质，乳糖开始焦化转变成乳酸和甲酸，使营养价值降低。

目前，牛奶经过科学灭菌封闭包装，可以直接饮用，如愿喝热奶，可采取隔热加温的方法，将鲜袋奶放进热水中5分钟，即可饮用，这样可保留更多的营养素。

3. **忌放糖煮** 有些人在煮牛奶时就把糖放进去，以为这样能使糖很快溶化，却不知加热时放糖是一种不科学的做法。因为牛奶中含有赖氨酸，白糖中含有果糖，这两种物质在高温下会形成结合物——果糖基赖氨酸，不能被人体消化吸收，而且破坏了蛋白质的营养价值，还对人体有一定的毒性。所以，牛奶加热时不要加糖，若喜欢喝加糖牛奶，可以等牛奶稍放凉后再加糖。

4. **忌加巧克力** 有人喜欢把巧克力加入牛奶同食，以为会增加营养，味道更好，却不知这样是不科学的。因为奶中的钙与巧克力中的草酸结合，形成不溶的草酸钙，不但无法吸收，时间长了还会出现头发干枯、腹泻、缺钙和生长发育迟缓等现象。因此，喝牛奶和吃巧克力的时间要分开，喝牛奶时最好吃些饼干、面包、馒头之类的食物。

5. **饮牛奶时忌与橘子同食** 因为牛奶进入胃中，在胃蛋白酶和胰蛋白酶的作用下分解，然后进入小肠，才能被吸收。如果饮奶的同时又食果酸较高的橘子等水果，奶中的蛋白质与果酸及维生素 C 发生复杂的生化反应而凝固成块，会影响奶中蛋白质的消化吸收，还可能出现腹胀、腹痛及腹泻等不良反应。所以，饮牛奶时不要吃橘子。

6. **忌阳光直晒** 送奶、取奶途中，牛奶在阳光下直接照射时间较长，这样就会破坏牛奶的营养成分，甚至会使牛奶变质。阳光照射 2 小时，牛奶中的维生素 B_2 可损失一半，而维生素 B_2 被阳光照射转化成的荧光素还进一步破坏维生素 C，所以牛奶要避光放置，更不能长时间暴晒。

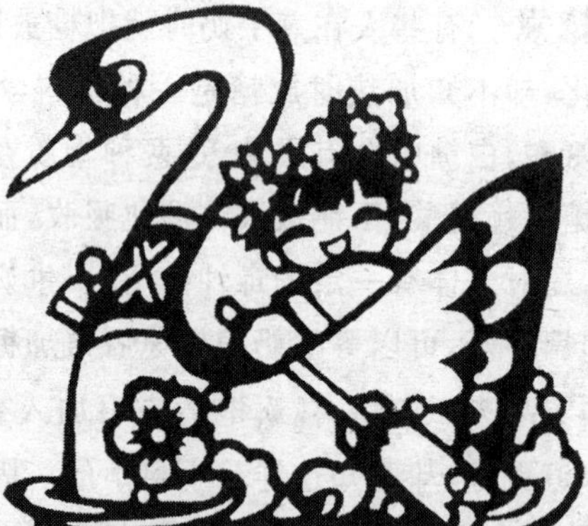

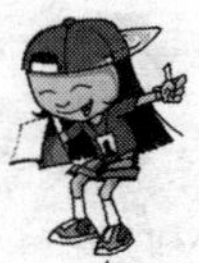

第二章 正常人体必需的营养物质

一、概 述

人类为了维持生命与健康，保证生长发育和从事劳动，每天必须摄入一定数量的食物，这些食物中含有人体必需的各种营养素。我们生活的环境和生理状态是十分复杂而多变的，因此营养和膳食也必须适应这些变化而进行适当的调整，确保机体处于健康状态。

食物中能被人体消化吸收并有一定生理功能的物质被称为营养素。人体需要的主要营养素有蛋白质、脂肪、糖类、无机盐和微量元素、维生素、水、膳食纤维。

机体消化、吸收和利用食物中的营养素以维持生命活动的过程，称为营养。同时营养还有另外一层意思，即指供人体生长发育并维持其生理功能的营养物质。人体维持心脏跳动、血液循环、呼吸运动、腺体分泌、物质转运等重要生命活动及从事体力活动等都要消耗热能。这些热能主要靠食物的糖类、脂肪和蛋白质等营养物质提供。食物摄取过多，热能的摄取量大于消耗量，剩余的热能以脂肪的形式储存于体内，人体会发生肥胖，带来一系列生理功能改变，甚至发生疾病。反之，食物摄取不足，热能的摄取量小于消耗量，人体逐渐消瘦，也会带来一系列不良后果。

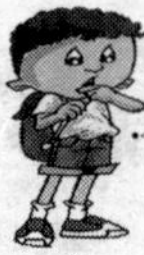

二、热　能

传统应用的热能单位以千卡(kcal)表示,即把1 000毫升水加热,每加热1℃所需要的热能称为1千卡。根据国务院1984年3月3日公布的法令,热能以千焦为单位。1千卡(kacl) = 4.184千焦(kJ),1千焦(kJ)= 0.239千卡(kcal),1兆焦(MJ)=239千卡(kacl)。

热能来源于食物中的糖类、脂肪和蛋白质。正常人吃混合膳食时,平均消化糖类为98%,脂肪为95%,蛋白质为92%。故实际供给热能为每1克糖类4千卡,脂肪9千卡,蛋白质4千卡。

中小学生的身体发育是处在人生最为活跃的时期,此期除对总热能的需要增多以外,对蛋白质、脂肪、糖类这三大营养素都各有一定的需求量(表1,表2)。否则将出现不同的生理功能紊乱,甚至引起许多疾病。我国营养学者根据经济现状及饮食习惯,提出三大营养素分配百分率的建议,即糖类占总热能的65%~75%,脂肪占总热能的15%~20%,蛋白质占总热能的10 %~15%。

表1　儿童每日膳食的热能供给量

儿 童(不分性别)	千焦(千卡)
5岁以上	6694(1600)
7岁以上	8368(2000)
10岁以上	9205(2200)

表2　少年每日膳食的热能供给量

	男	女
	千焦(千卡)	千焦(千卡)
13岁	10042 (2400)	9623 (2300)
16岁	11715(2800)	10042 (2400)

三、蛋白质

蛋白质是构成人体组织的主要成分，是由氨基酸组成的生物大分子，从最简单的生物（病毒和细菌）到最复杂的生物体（人体）中，均含有大量的蛋白质。蛋白质是生命的存在形式，是一切生命的物质基础。

蛋白质是供给氮的惟一来源，其含量约占人体总固体量的45％。人体的一切细胞组织都由蛋白质组成。细胞的多种结构中均含有蛋白质。蛋白质是构成机体肌肉、内脏、骨骼和内分泌系统的主要成分，是人体不可缺少的构成成分。

蛋白质的分子量从5 000到数百万。蛋白质主要由碳、氢、氧、氮、硫等元素组成。按照蛋白质的化学组成不同，将蛋白质分为单纯蛋白质和结合蛋白质两大类。单纯蛋白质全部由氨基酸组成，结合蛋白质由单纯蛋白和辅基组成。组成蛋白质的氨基酸有20种，这些氨基酸在体内参与蛋白质合成，是人体不可缺少的，其中异亮氨酸、亮氨酸、赖氨酸、蛋氨酸、苯丙氨酸、苏氨酸、色氨酸、缬氨酸、组氨酸9种，在体内不能自行合成，或合成速率不能满足机体需要，必须由食物供给称为必需氨基酸。其余11种在体内能自行合成，称为非必需氨基酸。但是，半胱氨酸和酪氨酸在体内分别由蛋氨酸和苯丙氨酸合成，这两种氨基酸如果在膳食中含量丰富，则有节省蛋氨酸、苯丙氨酸两种必需氨基酸的作用，因此有时称为半必需氨基酸。

蛋白质除具有与氨基酸相应的化学性质外，还有胶体性质和凝固、变性等现象。蛋白质水溶液是一种较稳定的亲水胶体。少量的亲水胶体可以和大量水分结合，形成各种流动性不同的胶体系统，这就形成了各种组织细胞不同的形状、弹性和黏度。蛋白质有高度的特异性。食物蛋白必须经过消化，水解成为氨基酸而吸收，再合成人体需要的各种蛋白质。蛋白质的合成体系主要由信使核糖核酸(mRNA)、转运核糖核酸(tRNA)、核糖核蛋白体核酸(rRNA)和某些蛋白质因子共同组成。

蛋白质的主要生理功能是构成和修补人体组织，为满足新增组织细胞形成的需要，有一部分将在体内贮留，即蛋白质摄入量大于排出量，称为正氮平衡；反之在某些疾病状态下，因大量的组织细胞破坏分解，机体排出氮的数量超过摄入氮，则称为负氮平衡。

体内许多具有生理活性的物质都是由蛋白质构成的，如在代谢过程中具有催化作用和调节作用的酶和激素，能够运输氧和二氧化碳的血红蛋白，具有免疫作用的抗体，能够使肌肉收缩的肌动蛋白等。另外，体内渗透压及酸碱平衡的维持，遗传信息的传递，视觉的形成等都与蛋白质有关。

蛋白质中某些氨基酸本身具有独特的作用，如精氨酸具有调节免疫的作用。

蛋白质还有调节血浆渗透压的作用。人体血浆与组织间水分保持动态平衡，是靠血浆电解质总量与蛋白质浓度，组织液与血浆电解质浓度相等时，水分分布就取决于血浆白蛋白含量。若膳食中长期缺乏蛋白质，血浆白蛋白降低，水分会渗入周围组织，引起水肿。当白蛋白低于35克/升时，表示蛋白质缺乏，如低于15克/升，则为严重缺乏。

一般情况下供给热能不是蛋白质的主要功用。但是，在组织细胞不断更新过程中，蛋白质分解成氨基酸后，有一小部分不再利用而分解产热，也有一部分氨基酸由于摄食过多或不符合体蛋白合成的需要，则氧化产热。人体每天所需热能10%～15%来自蛋白质。在特殊情况下，当膳食中其他产热营养素供给不足，或蛋白质摄入较多，或机体需要时，蛋白质可以分解供能，1 克食物蛋白质在体内约产生 16.7 千焦(4 千卡)的热能。但由蛋白质供能很不经济，而蛋白质大量分解产生的氮可能加重肾脏的负担，故蛋白质一般不作为机体热能的主要来源。

四、脂 肪

脂肪又名甘油三酯、中性脂肪或真脂。脂肪酸是构成脂肪、磷脂及糖脂的基本物质，多数脂肪酸在人体内均能合成。只有亚油酸、亚麻酸及花生四烯酸是体内不能合成的，必须由食物供给，因此它们在营养上被称为必需脂肪酸。如果缺乏这些必需脂肪酸就会影响机体代谢，表现为上皮细胞功能异常，如湿疹样皮炎、皮肤角化不全、创伤愈合不良、对疾病抵抗力降低、心肌收缩力降低、血小板聚集能力增强、生长停滞等。

脂肪主要分布在皮下结缔组织、腹腔大网膜及肠系膜等处，常以大块脂肪组织的形式存在，一般可达体重的 10% ～20%。脂肪摄取过多，会在体内积累，使体重增加引起肥胖。

根据来源将脂肪分为动物性脂肪和植物性脂肪。动物性脂肪又有两大类，一类为水产动物脂肪，如鱼类、虾、海豹等，其中的脂肪酸大部分是不饱和脂肪酸，所以脂肪的熔点低，并且也很容易消化。另一类是陆生动物脂肪，其中大部分含饱和脂肪酸和较少量的不饱和脂肪酸。奶类中的脂肪除含有一般的脂肪酸外，经常还有大量短链脂肪酸，适宜中小学生发育所需要。植物性脂肪如棉籽油、花生油、菜子油、豆油等，其脂肪中主要含不饱和脂肪酸，而且不饱和脂肪酸(亚油酸)含量很高，占脂肪总量的 40% ～ 50%，但椰子油中的脂肪酸主要是饱和脂肪酸。

脂肪一般不溶于水，易溶于有机溶剂如乙醚、石油醚、氯仿、二硫化碳、四氯化碳、苯等。由低级脂肪酸构成的脂肪则能在水中溶解。脂肪中的不饱和脂肪酸可受空气中的氧或各种细菌、真菌所产生的脂肪酶和过氧化物酶所氧化，形成一种过氧化物，最终生成短链酸、醛和酮类化合物，这些物质能使油脂散发刺激性的臭味，这种现象称为酸败作用。酸败过程能使油脂的营养价值遭到破坏，或变成有毒的过氧化物，维生素亦同时遭到破坏。酸败产物在烹调过程中不会被破坏，长期食用变质的油脂，机体会出现中毒现象，轻则会引起恶心、呕吐、腹痛、腹泻，重则使机体内几种酶系统受到损害，或罹患肝疾，因此酸败的油脂不宜食用。

类脂与蛋白质结合成为细胞膜及各种器官的脂蛋白，广泛分布于血液、淋巴、脑髓、心、肝、脾、肺、肾、肾上腺、胆囊、皮脂腺等。脂蛋白存在于血浆、线粒体、微粒体、细胞膜中，由脂类和蛋白质结合而成。根据血浆脂蛋白的比重或电泳速度可分为α-脂蛋白(高密度脂蛋白，HDL)、β-脂蛋白(低密度脂蛋白，LDL)、前β-脂蛋白(极低密度脂蛋白，VLDL)和乳糜微粒(CM)四部分。这些脂蛋白内的脂类有磷脂、胆固醇、胆固醇酯和甘油三酯。胆固醇与必需脂肪酸结合后，才能在体内转运与正常代谢，如果缺乏必需脂肪酸，胆固醇就和一些饱和脂肪酸结合，不能在体内进行正常转运与代谢，并可在血管壁沉积，发展成动脉粥样硬化。

脂肪的主要功能是氧化释放热能，供给机体使用。1克脂肪在体内完全氧化所产生的热能约为37.7千焦(9千卡)。脂肪是贮存热能的燃料库，所占空间小，可在腹腔空隙、皮下等处大量贮存；人饥饿时首先动用体内脂肪来避免体内蛋白的消耗。

脂肪可协助脂溶性维生素的吸收，如维生素A、维生素D、维生素 E 和维生素 K 等。

脂肪组织较为柔软，存在于器官组织间，使器官与器官间减少摩擦，保护机体免受损伤。臀部皮下脂肪很多，可以久坐而不使局部受累。足底也有较多的皮下脂肪，使步行、站立时不至于伤及筋骨。脂肪不易传热，能防止散热，可维持体温恒定，抵御寒冷。肥胖的人由于皮下及肠系膜等处储存多量脂肪，体温散发较慢，在冬天不觉得冷，但在夏天因体温不易散发而怕热。

脂肪在胃中停留时间较长，因此富含脂肪的食物具有较高的饱感。脂肪可增加膳食的美味，促进食欲，但太油腻则不容易消化，还可能引起腹泻。

类脂质如磷脂、胆固醇是构成细胞的成分，在生命活动过程中起着重要作用。胆固醇是体内合成维生素 D_3 和胆汁酸的原料。维生素 D_3 缺乏的儿童就会得佝偻病。胆汁酸的功能主要是乳化脂类，帮助脂类的消化与吸收，缺乏时会引起脂溶性维生素缺乏病。

人体需要的必需脂肪酸，主要靠食物和脂肪提供。必需脂肪酸有多种生理功能，如促进发育、维持皮肤和毛细血管的健康，与精子形成、前列腺素合成关系密切。对于 X 射线引起的一些皮肤损伤，必需脂肪酸有保护作用。有充足的必需脂肪酸存在时，受损组织才能修复。

一般每天供给 50 克脂肪就能满足需要，脂肪占总热能25%～30%，中学生以不高于 25%为好。应适当控制食物中的脂肪含量，特别是动物性脂肪。按世界卫生组织（WHO）推荐的最佳配比应是饱和脂肪酸、单不饱和脂肪酸和多不饱和脂肪酸为 1∶1∶1。

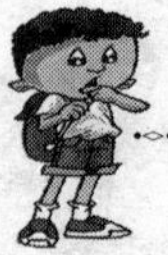

五、糖　类

糖类由碳、氢、氧三种元素组成。糖类分为单糖、双糖、低聚糖、多糖。糖类又分为糖脂、糖蛋白、蛋白多糖。

不能水解的糖叫单糖，如葡萄糖和果糖；每分子能水解成 2 个分子单糖的称双糖，有蔗糖、乳糖；每分子水解成 3 ～ 8 个分子单糖的称低聚糖；每分子水解成更多分子单糖的是多糖，包括淀粉、糊精、糖原、纤维素、半纤维素、果胶、藻类、木质素。

体内的糖类主要有糖原、葡萄糖和含糖的复合物。糖原是体内热能的储存形式，肝脏中的糖原可分解为葡萄糖供给红细胞、脑和神经组织利用。肌肉中的糖原，供其自身活动需要。体内的糖类作为热能储存是有限的，而且储存时间短，必须不断从膳食中补充。食物中的糖类是人体热能的主要来源，从食物中摄入的糖类主要是淀粉。

糖类在体内被分解成葡萄糖或其他单糖后，氧化并释放热能，每克葡萄糖在体内生成 16.7 千焦(4 千卡)的热能。葡萄糖不仅是神经和大脑的惟一热能来源，而且是视网膜正常工作的必要物质。

糖类最重要的生理功能是供给热能，每毫摩葡萄糖氧化供能最多为 2 870 千焦(686 千卡)。心脏活动靠磷酸葡萄糖和糖原氧化，神经系统只能利用葡萄糖供给热能。摄入多糖(主要是淀粉)的同时，能获得蛋白质、脂类、维生素、无机盐、膳食纤维。摄入单、双糖(主要是蔗糖)时，不能取得除糖以外的其他营养素。而且摄入蔗糖过多易引起龋齿或其他疾病。

糖类主要功能是构成细胞和组织。每个细胞都有糖类，糖结合物还广泛存在于人体各组织中。脑和神经组织含大量糖脂。作为遗传物质基础的脱氧核糖核酸(DNA)就是含有五碳糖的核糖,组成核酸的核糖和脱氧核糖是在体内自行合成的。核糖和脱氧核糖构成核酸,这些重要物质是生命过程中必不可少的。

糖类有保肝解毒作用,能将肝中的葡萄糖醛酸所结合的一些外来化合物与细菌产生的毒素等,共同排出体外。

膳食中的糖类能保证脂肪的充分氧化,如食物中的糖类不足,机体要利用储存的脂肪来供给热能。但机体对脂肪酸的氧化能力有一定限度。当糖类缺乏时,脂肪代谢产生的乙酰基物质(即酮体)在血液中达到一定浓度,即产生酮症,表现为恶心、厌食、表情淡漠等。长期过度节食而导致的神经性厌食,就是由于这个原因。每人每天需要摄食可以消化的糖类最少为50~100克,否则会因组织蛋白分解过多而引起酮症。

当机体糖类摄入不足时,为满足自身对葡萄糖的需要,即通过糖原异生作用生成葡萄糖。由于脂肪不能转变为葡萄糖,通常是通过分解蛋白质获得葡萄糖。该蛋白质可来源于食物中的蛋白质,当糖类摄入充分时,即可节约这部分蛋白质,使其用于体内蛋白质的代谢更新,这就是所谓的节约蛋白质作用。当过度节食时,机体会动用体内蛋白质生成葡萄糖,甚至动用肌肉、肝、肾、心脏中的蛋白质,长此以往,会对组织器官造成损害。

食物中糖类的来源有五大类:谷物、蔬菜、水果、奶类,以及蔗糖、蜂蜜等单糖。谷物中除淀粉和膳食纤维外,还有蛋白质、无机盐和维生素。所有蔬菜都有纤维素、蛋白质、无机盐和维生素,豆类还有脂肪。水果中有葡萄糖和蔗糖、膳食纤维、无机盐、维生素。糖类不含其他营养素,多吃能影响食欲,降低其他营养素的摄取量。

六、维生素

维生素是维持人体正常功能，促进生长发育和调节生理功能的一类低分子有机化合物。维生素在体内不能合成或合成量不足，人体主要靠食物供给维生素。

维生素可分为脂溶性及水溶性两大类。脂溶性维生素主要有维生素 A、维生素 D、维生素 E、维生素 K。这些维生素不溶于水而溶于脂肪及脂溶剂中，在食物中与脂类共同存在，在肠道吸收时也与脂类吸收密切相关。当脂类吸收不良时，如胆管梗阻或长期腹泻，脂类的吸收大为减少，甚至会引起缺乏症。水溶性维生素为 B 族维生素及维生素 C。B 族维生素是辅酶的组成成分，有维生素 B_1、维生素 B_2、维生素 PP、维生素 B_6、泛酸、生物素、叶酸、维生素 B_{12}。

1. 维生素 A　维生素 A 又名视黄醇或抗干眼病维生素，只存在于动物性食品，植物中的β-胡萝卜素吸收后，可在体内转变为有生理活性的维生素 A。维生素 A 具有维持正常生长、生殖、视觉及抗感染的功能，维生素 A 维护夜视功能，促进眼球内视紫质的合成或再生，维持正常视力，防治夜盲症。维持上皮组织的健康，增加对传染病的抵抗力。维生素 A 能促进生长发育，对婴幼儿特别重要。各种动物的肝脏、鱼肝油、鱼子、全奶、奶油、禽蛋等是维生素 A 的最好来源。β-胡萝卜素来源于有色蔬菜，如菠菜、苜蓿、豌豆苗、红薯、胡萝卜、辣椒、苋菜等，以及杏子和柿子等水果。

中国营养学会推荐的每人每日维生素 A 的供给量（视黄醇当量）为 12 岁以下 300～750 微克，13 岁以上、青春期为 800 微克。

2. 维生素 D　维生素 D 名钙化醇，又称为抗佝偻病维生

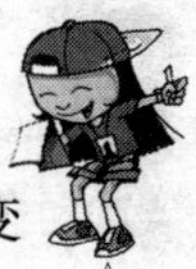

素。维生素 D_3 主要是皮肤中 7-脱氢胆固醇经紫外线照射后转变生成的。维生素 D_3 促进钙和磷的吸收，使钙和磷最终形成骨骼组织的基本成分，为调节钙和磷的正常代谢所必需，促进牙齿和骨骼的正常生长。儿童时期缺乏维生素 D 将引起佝偻病，成人后则可发生骨质软化症或骨质疏松症。通常单靠食物难以获得足够的维生素 D_3，通过日光在体内合成维生素 D_3 是非常重要也是很方便的途径。

我国儿童、少年的供给量为 10 微克/日，16 岁以上为 5 微克/日。维生素 D 中毒剂量与生理剂量相差不多，使用维生素 D 治疗时，要检查血钙水平，在医生指导下使用。

3. **维生素 E** 维生素 E 有抗氧化作用，与生长、发育有密切关系。促进毛细血管增生，改善微循环，有利于防止动脉硬化及其他心血管疾病。临床用于治疗间歇性跛行，还可预防血栓形成，减缓自由基对机体的损害。维生素 E 存在于植物食品中，如麦胚油、棉籽油、玉米油、花生油、芝麻油等，坚果类如核桃、葵花子、南瓜子等含量也很丰富；存在于动物性食物中，如肉类、奶油、蛋类和鱼肝油，其中以蛋黄和贝类含量较高。维生素 E 的供给量是 10 毫克/日。

4. **维生素 K** 维生素 K 又叫凝血维生素，是凝血酶原的主要成分。促进肝脏制造凝血酶原，有促进凝血的作用。人类维生素 K 的来源有两方面，一方面从肠道细菌合成，占 50%～60%；另一方面从食物中来，占 40%～50%。绿叶蔬菜含量高，以菠菜、白菜含量最丰富，其次是奶类及肉类，水果及谷类含量低。建议中小学生的供给量为 20～100 微克/日。

5. 维生素 B_1 维生素 B_1 又叫硫胺素，主要生理功能是构成脱羧酶的辅酶，为身体充分利用糖类所必需。维生素 B_1 可防止因组织中聚集丙酮酸而中毒，防止神经炎和脚气病，还能增进食欲，促进生长。全麦、糙米、新鲜蔬菜、豆类，以及猪、牛的肉、肝、肾等都富含维生素 B_1。

谷类在除去麸皮与糠的过程中，维生素 B_1 损失很多。维生素 B_1 在酸性溶液中稳定，在中性和碱性溶液中，遇热容易破坏。长期食用精白米、面，烹调方法不当，特别是有的人煮稀饭为了黏稠和松软加入少量的碱，破坏了维生素 B_1，又如做饭时去米汤，还有偏食等，都可使维生素 B_1 摄取不足。缺乏维生素 B_1 可有神经组织损伤（神经炎、脚气病），心脏损伤（心脏扩张、心跳减慢），肌肉组织损伤（萎缩），水肿，食欲缺乏，消化不良，呕吐，体重减轻，生长迟缓等。

建议给予中小学生的维生素 B_1 供给量为 0.4～1.8 毫克/日，也就是 0.5 毫克/4.2 兆焦（1 000 千卡）。

6. 维生素 B_2　维生素 B_2 又叫核黄素，主要生理功能是构成黄酶的辅酶，参加物质代谢过程中的氢传递。维生素 B_2 是维持身体正常生长所必需的因素，缺乏时黄酶构成障碍，代谢物不能脱氢进行正常传递，将引起代谢紊乱，严重缺乏时生长停顿。核黄素缺乏可出现多种临床症状，主要有口角溃疡、糜烂，唇炎，舌炎，阴囊炎，脂溢性皮炎，角膜炎，还和视物不清、白内障有关。肠中细菌可合成维生素 B_2，但量不多，主要依赖食物供给。牛奶、鸡蛋、肝和其他内脏含维生素 B_2 比较丰富，绿色蔬菜中也有，但植物性食品的维生素 B_2 含量不高。维生素 B_2 对热较稳定，但在光的影响下易于破坏，在碱性溶液中也易于破坏。维生素 B_2 与热能代谢关系密切，供给量根据热能消耗计算，供给量按 0.5 毫克/4.2 兆焦（1 000 千卡）为宜。

7. 维生素 PP　维生素 PP 通常称为烟酸，其在体内的主

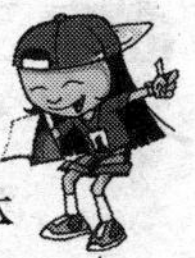

要形式是具有生理活性的烟酰胺。维生素PP可经肠吸收，在体内构成脱氢酶辅酶，主要是辅酶，在体内代谢过程中起递氢作用。维生素PP缺乏可引起癞皮病，其典型症状是皮炎、腹泻及抑郁或痴呆，但轻症患者不一定都有腹泻和痴呆。治疗癞皮病最有效的疗法是服用维生素PP。此外，维生素PP可用于治疗内耳眩晕症、外周血管病、严重头痛和偏头痛、高胆固醇血症、动脉粥样硬化、缺血性心脏病、视神经萎缩，精神分裂症等。长期服用异烟肼的结核病病人也应补充维生素PP，以防止癞皮病。富含维生素PP的食物有肝、肾、牛肉、羊肉、鱼、花生、黄豆、麦麸、米糠、面粉、小米，中等含量的有大米、小麦等，而玉米面、土豆、蔬菜、鲜水果中的维生素PP含量很低。维生素PP的来源除食物外，尚可由色氨酸在体内转变为维生素PP。建议维生素PP每日供给量为4～18毫克(16岁以下)。

8. **维生素C** 维生素C又叫抗坏血酸，有氧化还原作用，能清除自由基。维生素C可防止坏血病，保护细胞膜，有解毒功能。维生素C可用于治疗贫血，促进铁吸收，提高铁利用率，利于红细胞的生成。维生素C能改善心肌代谢，增强心肌收缩力，还能防止动脉粥样硬化。此外，维生素C能够提高机体应激能力，预防感冒，能增强对感染的抵抗能力，防止联苯胺、萘胺及亚硝酸盐的致癌作用。缺乏维生素C会导致坏血病，出现齿龈肿胀、流血，牙齿松动，骨骼脆弱、坏死，毛细血管脆性增强导致皮下出血等症状。维生素C易溶于水，不溶于脂肪，酸性环境稳定，对热、碱、氧均不稳定，蔬菜烹调时可损失30％～50％。维生素C主要来源于新鲜蔬菜和水果，特别是番茄、辣椒、苦瓜、橘子、鲜枣、猕猴桃、刺梨等，让孩子们经常吃足够的新鲜蔬菜和水果，并注意合理烹调，一般不会缺乏维生素C。每日供给70毫克，可以保证机体对维生素C的营养需求，而且比较充裕。

七、无机盐和微量元素

无机盐是存在于体内和食物中的营养素，其中含量较多的(>5克)、每天膳食需要量在100毫克以上的称为常量元素，有钙、磷、钾、钠、氯、镁、硫7种。另外一些含量低微，每天膳食需要量以微克、毫克计算的称为微量元素，有铁、碘、铜、锌、锰、钴、钼、硒、铬、镍、锡、硅、氟、钒14种，也是人体必需的。这里将最常见的几种介绍如下：

1. 钙和磷 钙和磷是骨和牙的重要成分。99%的钙集中在骨骼和牙齿内，其余分布在体液和软组织中。钙是构成骨骼和牙齿的主要成分，起支持和保护作用。钙能促进某些酶的活动，调节细胞内信号的触发，改变细胞膜对钾、钠等阳离子的通透性，维持毛细血管的正常渗透压及体内的酸碱平衡；钙还和神经、肌肉的活动，激素的分泌，血液的凝固，肌肉的伸缩性有关。当血钙<70毫克时，神经、肌肉的兴奋性升高，出现搐搦。缺钙会出现骨骼、牙齿发育不正常，骨质疏松，骨质软化病，软骨病，血液凝固不正常，容易流血不止，以及肌肉痉挛(抽筋)等症状。钙不足时，人体调节功能从骨骼释放钙来保持正常血钙浓度，维持整体生理功能。

中国营养学会推荐的钙每日供给标准量：儿童800～1 200毫克，少年1 000～1 200毫克。

含钙丰富的食品有奶及奶制品，如牛、羊、马奶及其奶粉、乳酪、酸奶等，乳类含钙丰富，吸收率高。水产品中小虾米皮含钙最多，其次是海带、鲫鱼等。干果、豆和豆制品及绿叶蔬菜含钙也不少。谷物、畜禽肉类含钙较低。

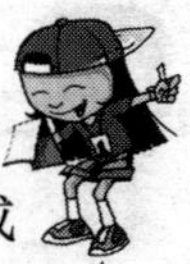

磷存在于人体每个细胞中，是核酸、磷脂和某些辅酶的组成成分，能促进生长和组织修复，参与重要生理代谢活动。磷吸收需要维生素D帮助。我国膳食以谷类为主，磷偏高。膳食磷较为充裕，很少见磷缺乏病。正常膳食可供给磷为每天1克，儿童磷的供给量应与钙相同。

钙/磷比例在2∶1为适宜范围。钙和磷的平衡有助于无机盐的利用。食物中肉、鱼、蛋、牛乳、乳酪、豆类和坚果等含磷较多。

2. **钠** 钠是食盐的成分，氯化钠是人体最基本的电解质。钠主要存在于细胞外液，构成细胞外液的渗透压。体内含钠量的调节对水的内环境稳定起重要作用。钠维持体内的水平衡、渗透压及酸碱平衡。体内糖的代谢和氧的利用必须有钠的参加。钠调节细胞外液容量，维持血压。钠与高血压的关系是目前重要的研究课题。大量研究表明，膳食中长期摄入高盐者，高血压患病率增高。限制每人每天摄入食盐量不超过6克，可以作为一项高血压的预防措施。

孩子们如正常进食不会引起钠缺乏，当发生呕吐、腹泻等疾病及大量出汗，过多摄入水，可发生钠缺乏，从而出现倦怠、晕眩、恶心、食欲缺乏，心率加速、脉搏细弱，血压下降，肌肉痉挛等症状，钠严重缺乏时，可发生虚脱、昏迷。

3. **钾** 钾是细胞内液中的主要阳离子，维持体内的水平衡、渗透压及酸碱平衡。钾是生长必需的元素。钾营养肌肉组织，尤其是心肌，还能协同钙和镁维持心脏正常功能，加强肌肉的兴奋性，维持心跳规律。钾参与蛋白质、糖类和热能代谢，可通过利尿等作用以改善水钠的潴留，因而使血压下降。身体的钾主要来自食物，含钾丰富的食物有豆类、瘦肉、乳类、蛋、鱼、虾、香蕉、橘子、柠檬、杏子、杨梅、绿叶蔬菜、土豆、茶叶、葵花子、谷物等。

4. **铁**　铁在体内的生理作用是构成血红蛋白、肌红蛋白、细胞色素和酶系统的主要成分,参与体内氧的运送和组织呼吸过程。食物中的铁主要是三价铁,要在胃中经过胃酸的作用,使它游离并还原成二价铁后才能被肠黏膜吸收。女性缺铁性贫血多因月经过多引起铁的需要量增加,而铁摄入量未能及时相应提高,是导致缺铁的主要原因。各种显性和隐性出血,如创伤、消化性溃疡、痔疮、肠道寄生虫病(特别是钩虫病)等疾病的出血,也是引起贫血的重要原因。缺铁时主要表现为血红蛋白减少,导致贫血和容易疲劳。

铁主要的食物来源是动物性食品,如肝脏、血、猪瘦肉、牛羊肉及黄豆、绿叶蔬菜等。用铁质烹调用具烹调食物可显著增加膳食中铁的含量,用铝和不锈钢取代铁的烹调用具会使膳食中铁的含量减少。

我国营养学会推荐的每日膳食中铁的供应量:10 岁以下儿童为 10 毫克,10～13 岁儿童为 12 毫克,13 岁～18 岁的少年男性为 15 毫克、少年女性为 18 毫克,18 岁以上男性为 12 毫克、女性为 18 毫克。

5. **锌**　锌是机体中 200 多种酶的组成成分,这些酶在组织呼吸及蛋白质、脂肪、糖类和核酸等的代谢中有重要作用。锌是调节基因表达,即调节脱氧核糖核酸(DNA)复制、翻译和转录的 DNA 聚合酶的必需组成成分,锌对于正处于生长发育旺盛期的中小学生是十分重要的营养素。儿童期如缺锌,可使生长发育受阻,并可致侏儒症。锌能促进食欲,因唾液淀粉酶含锌,缺锌可使味觉迟钝,食欲减退。锌还参与维生素 A 还原酶和视黄醇结合蛋白的合成,缺锌时皮肤粗糙、干燥、上皮角化。组织受创伤的患者如果缺锌,会使创伤口合延迟,甚至久治不愈,反复发生感染。锌能促进性器官和性功能的正常发育,缺锌会使性成熟推迟,性器官发育不全。及时补锌治疗，这些症状都能好转或消失。锌参加机体的免疫过程，缺锌时T淋巴细胞功能受损，细胞免疫力下降，机体抵抗力下降。

锌普遍存在于各种食物，动物性食物含锌丰富且吸收率高，如鲜牡蛎、鲱鱼、牛肉、鲜虾、肝、瘦肉、蛋等。治疗过程中如过量使用锌或用锌容器贮存食品时，可引起锌中毒，中毒症状为恶心、呕吐、腹痛、腹泻和发热。

我国营养学会推荐给中小学生每人每天锌供给量为：10岁以下的10毫克，11岁以上均为15毫克。

6. **硒** 硒作为谷胱甘肽过氧化酶的成分，在人体内起抗氧化作用。硒对人的生长有促进作用。硒能保护心血管和心肌的健康，硒和维生素E对心肌纤维、小动脉及微循环的结构及功能均有保护作用。硒是天然对抗重金属中毒的解毒剂，还可降低致癌物黄曲霉毒素的毒性。硒有保护视觉器官功能，刺激免疫球蛋白及抗体产生，增强机体抗病能力等。

食物中硒的含量受各地土壤中硒含量的影响，因而有很大的地区差异，海产品，动物肝、肾、肉和整粒的谷类是硒的良好食物来源。

硒的供给量为：7岁以上的中小学生不分性别，均为每人每天50微克。

7. **碘** 碘在人体内主要参加甲状腺素的生成，碘是组成甲状腺素的重要成分。甲状腺素能调节人体热能代谢，促进蛋白质合成，调节蛋白质、脂肪、糖类的合成和分解，调节组织中的水盐代谢，促进维生素的吸收和利用，促进人体生长发育。中小学生缺碘可引起甲状腺肿大，这种病具有明显的地区性特点。

海盐和海产品含碘丰富，是碘的良好来源。其他食品的含碘

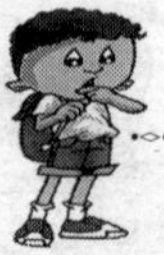

量则取决于土壤和水中的碘量。水和食物中含无机碘，可在肠道迅速吸收。对地方性甲状腺肿的预防，最简便有效的方法是在流行地区食用碘化盐。

2001年世界卫生组织、联合国儿童基金会、国际控制碘缺乏病理事会共同提出每日碘的推荐供给量（也是我国营养学会建议的每日推荐供给量）：小学生每日120微克，中学生为150微克。

八、膳食纤维

膳食纤维是指食物中不能被人体消化吸收的多糖，包括纤维素、半纤维素、果胶、树胶等，还包括不属于糖类的木质素。

近年研究证实，膳食纤维有防治疾病的作用，对人体健康有良好的保护作用。大多数可溶于水的膳食纤维可降低人血浆胆固醇水平，降低餐后血糖生成和血胰岛素的升高，还可改善大肠功能，促使肠蠕动，降低便秘、痔疮、肠憩室病及直肠息肉、直肠癌的发病率。因此，教育孩子们不偏食、不挑食，经常让他们吃到这类食物，对其生长发育是有积极作用的。

九、水

水是生命不可缺少的物质，也是任何有机体和细胞存活的保证。水在人体生命活动中起着媒介的作用，如营养物质的消化、吸收，代谢产物的排泄，酸碱平衡的维持，体温的调节等都离不开水。

水是构成人体组织的重要成分，分布在身体各种组织内，维持人体细胞生理活动。血液、泪液和汗液含水量均在90%以上，肌肉、心脏、肝脏、肾脏、肺脏和脾脏含水量占60%～80%，骨也含有

20%左右的水。研究灾害幸存者的结果表明，只喝水不吃饭可存活 20 天以上，如果不给人喝水则几天就会死亡。如因患病不能喝水，或因腹泻、呕吐、发热使水排出或消耗增多，都会损害人体健康。

人靠吃饭、喝水、吃水果和蔬菜，不断从外界获得水。通常人每天从喝水和饮料中可获得 1.0～1.5 升水，吃主食和蔬菜可得到 1.0～1.5 升水。大米饭含水约为 70%，白菜可达 90%左右。每天人体需水量会因季节、气候条件、劳动强度和膳食状况不同而有所不同，每日至少要2～3 升水才能保证正常生理代谢；特别缺水时也要保证 1.5 升，持续时间不能超过 3 天 。有些人不知道合理饮水的知识，认为口渴了才需要喝水。其实感到口渴时，人体已经缺水。一般健康人每日应尽可能饮足 2～2.5 升水。

有人常在饭后喝很多的水或汤，对健康有害无益。吃饭时，牙齿咀嚼、舌头和唾液拌和，并分泌唾液淀粉酶消化食物。食物经食管入胃后，胃分泌出胃液和胃酸进行消化。如饭后马上饮水，会冲淡胃液，削弱消化功能，可致消化不良。平时口渴了喝水就能解渴。但天热或运动出汗较多时，人体会丢失较多的钠盐，如大量饮水，喝进去的水很快通过汗液排出，又带走盐分，使人更感到口渴。严重时可有全身无力、恶心、头晕和抽搐，甚至发生中暑，此时应喝一些凉的盐开水，并到阴凉处休息。夏秋季节和高温作业时，要供给足够的凉盐开水，但每次不能喝得太多，应当分次适量饮用，又解渴又可补充盐分。

夏季，在口干舌燥时，喝一瓶冰镇的饮料会感觉清凉爽口。有些青少年朋友非常喜欢喝饮料，甚至渐渐用饮料代替喝水，却不知这对人体健康无益。从科学的观点出发，首先应该了解饮料所含的成分。饮料的种类各不相同，但是糖几乎是所有饮料的共同成分。人体对于糖是边消化、边吸收、边利用的，在这个过程中不会产生不舒服的感觉，少量糖的摄入能够治疗某些疾病和增加运动能力。但是，如果糖类摄入过多，就可使血糖升高。血糖升高能够影响人体控制饥饿与饱食的中枢，使人感觉饱了，不再有食欲。对于中小学生来说，自控能力较差，如果经常以饮料代替喝水，就容易影响正常食欲，不好好吃饭直接影响身体的健康发育。糖还会刺激胃肠道，促进胰腺产生大量的胰岛素，而胰岛素又会进一步加速糖对组织细胞的穿透作用，把血液中更多的钾离子带进细胞，造成低血钾，使人产生头晕、恶心、全身无力等症状。此外，甜饮料对牙齿也有腐蚀作用。所以饮料不宜多喝，更不宜以饮料代替喝水。

如今市场上出售的饮用水可谓品种繁多，随处可以买到，而我国的营养学家还是主张首选白开水。台湾的营养学家建议中小学生上学时带上一大瓶凉的白开水，尽量少喝饮料。俄罗斯学者在一份研究报告中进一步证实，若能经常饮用凉的白开水，有预防感冒、咽喉炎及其他皮肤病之功效。并指出凉的白开水不能在空气中暴露太久，否则会失去生物活性。所谓凉的白开水，就是把水烧开之后，盛放在有盖的干净容器中，冷却到25℃～30℃。这种水被俄罗斯、美国、日本的科学家称为“复合神水”。

我国的营养学家提出，学生饮料的首选是凉的白开水。研究表明，凉的白开水能提高脏器中乳酸脱氢酶的活性，有利于较快降低累积于肌肉中的“疲劳素”——乳酸，从而消除疲劳，振奋精神。

我国《生活饮用水卫生标准》对饮用水有明确的规定，要求感官性状无色、无味、清洁透明，有毒有害物质不得超过最高允许浓度，不得含有各种病原体，细菌总数和大肠杆菌群数应在允许范围内。平时注意饮水卫生，不喝生水。烧开水是最简单、方便而又彻底的水质消毒法。只要将水烧开3～5分钟，可将水中的细菌和寄生虫卵杀灭，使有毒、有害物质沉淀。

人们若能科学的饮水，对于促进健康是有益的。每日若足量饮水可使人体组织细胞内外的液体充足，避免皮肤干燥，使皮肤富有弹性，让人容光焕发，有利于美容。此外，每日饮水 2 000 毫升(8～10 杯)，可促进组织细胞的新陈代谢，提高机体的免疫能力及抗病能力。

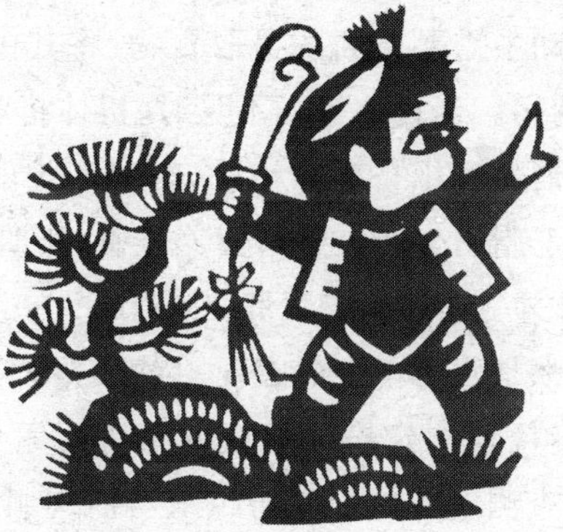

第三章　中小学生营养状况的评价

人类的身体发育受着遗传及环境因素的影响，而遗传与环境因素密切相关。在环境因素中，营养因素对身体发育的影响具有重要意义。我们可以根据身体发育情况，评价营养状况。

人在生命活动中需要不断的摄取食物，将其中的营养物质加以转变、吸收和利用。当食物摄入不足时，机体将动用体内的营养贮备以满足热能消耗和维持生命活动，时间一长就会导致体重减轻、肌肉消瘦、皮下脂肪变薄。如果营养过剩，长期摄入高热能，将导致脂肪积存、体重过重，形成肥胖，因而成为一些疾病的诱因。营养缺乏或过剩都是营养不良的表现。对营养状况评价的方法很多，如采用稳定同位素测定身体组成中某种元素的含量，用 CT、磁共振及 B 超检查测定身体的脂肪组织与肌肉组织，或根据身体组成成分的变化来评定热能、脂肪、蛋白质的营养状况及其盈亏程度，或采用主观综合评价方法等。

一、评价营养状况的主要参数

评定营养状况的主要参数有：①身高（厘米）。②体重（千克）。③实际体重相当于理想体重的百分比（%）。④在一定时期内体重变化情况（增减百分比）。⑤实际三头肌皮褶厚度相当于标准值的百分比。⑥实际上臂肌围相当于标准值的百分比。⑦血浆白蛋白

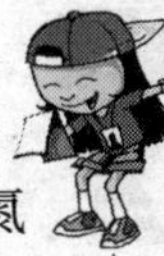

水平,血浆运铁蛋白水平或总铁结合力。⑧肌酐-身高指数。⑨氮平衡。⑩淋巴细胞总数(全血细胞计数、白细胞分类计数和淋巴细胞占血细胞数的百分比)。⑪细胞免疫功能的测定(皮肤延迟超敏反应)。⑫每天基础热能消耗(千卡或千焦)。⑬热能摄入相当于基础热能消耗的倍数。⑭膳食中营养素摄入量。

在这些参数中,以身高、体重的测量最为重要。身高反映骨骼的发育,即体内蛋白质、钙等营养贮备情况。身高在发育期随年龄的增长而增长,至成年期即稳定。身高除受遗传因素的影响外,能够在一定程度上反映营养状况。体重是一项综合指标,反映肌肉、内脏的发育,即体内蛋白质、热能贮备情况。当体内蛋白质、热能缺乏时,体重较身高表现更为明显,出现体重减轻。在进行营养调查、体格检查时,身高、体重应为必测指标。

进行人体测量时,除测量身高、体重等项指标外,还应测定身体脂肪组织和非脂肪组织。身体脂肪的变动与营养摄取关系密切,非脂肪组织与热能代谢关系密切。身体脂肪量的测定,以皮褶厚度的测量最为简便,世界卫生组织列为营养调查的必测项目。

二、人体测量的方法

人体测量最常用的是身高和体重的测量,以及皮下脂肪的测定。

评定营养状况最直接和最基本的指标是测量身高和体重。身高、体重、实际体重相当于理想体重的百分比,在一定时期内体重变化情况等指标,对评定中小学生生长发育、诊断慢性营养不良都有意义。

1. **身高的测量方法** 可用测身高计,也可利用墙壁和尺子等简单工具进行测量。测量时不要穿鞋，立于平面上，背向身高计（或墙壁），两脚呈 40°～60°。臀部、背部紧靠立柱或墙壁，双膝伸直，两臂自然下垂，头正直但不触及立柱，两眼平视。检查者轻轻滑动标高横板，使其接触到被检查人的颅顶最高点，记录标高板所示高度即为该人身高。

身高在一天中的变化为 1～2 厘米。一天中随着脊柱弯曲的增大及脊柱、关节、膝关节等软骨的压缩，上午减少明显，下午减少缓慢，晚上则变化很小。上午 10 时左右，约为全日的中间值。

2. **体重的测量方法** 最好是在清晨，空腹时排空大、小便，可穿着短裤、背心测量。测量时用磅秤或弹簧体重计。测量前体重计要经过标定。被测试人应稳立在体重计中央。

体重在一年当中，秋季显著增加。一天中随摄入饮食而增加，随着运动、排泄、出汗而减少。

理想体重也称为标准体重，其计算公式：

小学生（6～12 岁）体重（千克）= 年龄×2 + 8

中学生（中等体型）体重（千克）= 身高（厘米）－105

实际体重与理想体重的百分比（%）＝实际体重（千克）/理想体重（千克）×100

用实际体重与理想体重的百分比进行营养状况的评价，见表 3。

近期体重变化（%）=［原来体重（千克）－ 现实体重（千克）］/原来体重（千克）×100

表 3 营养状况评价表

评定指标	消瘦	羸瘦	偏瘦	正常	超重	肥胖
实际体重与理想体重百分比（%）	60 以下	60～79	80～89	90～100	110～119	120 以上

如近期发生疾患,体重的变化往往是一项明显的标志,我们亦可据此对营养状况进行评价,见表 4。

表 4 体重变化与营养状况评价

营养状况	正常	轻度不足	中度缺乏	严重营养障碍
与原来体重之比(%)	95～100	85～95	75～85	75 以下

上述评价指标不适用胖人或伴有水肿的病人。

一周之内体重减轻 1%～2%,一个月内减轻 5%,3 个月内减轻 7.5%或 6 个月内减轻 10%,都认为是体重显著丢失。任何时期个人体重减轻 10%或以上均为不正常。

由此可知,体重在人体测量中是比较有意义的指标,在临床上常被采用。蛋白质-热能营养不良者体重减轻,但体重因年龄和性别而不同,应根据年龄和性别的标准进行评定。

儿童时期身高直线上升,营养不良时的上升速率缓慢。但以身高评价时应注意下面四种情况:身高正常的为正常儿童;身高虽属正常,但伴有急性营养缺乏;身高矮小的属于慢性营养缺乏;身高矮小,并非营养缺乏所致。

长期蛋白质供应不足、蛋白质-热能营养不良、维生素 D 缺乏和钙不足,或有内分泌疾病等都可引起生长发育迟缓,身高可明显低于同龄儿童,评价时应加以鉴别(表 5)。

表 5 少年儿童营养不良诊断指标

<table>
<tr><td rowspan="3">评定指标
(与生长曲线对比)</td><td colspan="4">营养不良</td></tr>
<tr><td colspan="2">6～7 岁</td><td colspan="2">7～14 岁</td></tr>
<tr><td>轻度</td><td>重度</td><td>轻度</td><td>重度</td></tr>
<tr><td>体重低于正常(%)</td><td>15～30</td><td>30 以上</td><td>20～30</td><td>30 以上</td></tr>
<tr><td>身高</td><td>正常</td><td>低于正常</td><td>正常</td><td>低于正常</td></tr>
</table>

3. **体脂储备** 营养医师常测量被检者的上臂肱三头肌及背部肩胛下的皮褶厚度,因为测量皮褶厚度可以推算体脂储备的变化,间接反映热能的营养状况。食物中热能不足时,皮下脂肪转为热能供给机体需要,皮褶厚度减小。

4. **肱三头肌皮褶厚度的测量方法** 被测者上臂自然下垂,取其左上臂背侧,左肩峰至尺骨鹰嘴的中点上约 2 厘米处(即肱三头肌部位),测试者用左手拇指和食指将皮肤连同皮下组织捏起呈皱褶,然后用皮褶计(加压到 10 克/平方毫米)测量皮褶根部的厚度。一般夹 2～3 秒后读数。连测 3 次,取其平均值。

肱三头肌皮褶厚度是最常用的评价脂肪贮备及消耗的良好指标。正常参考值:美国男性 12.5 毫米,女性 16.5 毫米;日本男性 8.3 毫米,女性 15.3 毫米。我国目前尚无群体调查理想值,以上标准可作为营养评价参考。

5. **其他部位皮褶厚度的测定** 肩胛下部(测量部位在左肩胛骨下角约 2 厘米处)、髂部(右侧腋中线与髂嵴交叉点)、腹部(左手拇指与另四指将脐右侧 1 厘米处捏起皮褶),其皮褶厚度测量方法同上。

腹部皮褶厚度常作为小儿营养不良的综合评定指标。3～14 岁重度营养不良的儿童中,腹部皮褶厚度明显减少。

肱三头肌部 + 肩胛下部的皮褶厚度,可参考下表进行评价(表 6)。

表 6　皮褶厚度评价标准(毫米)

性别	年龄	瘦弱	中等	肥胖
男	6 岁	＜10	10～20	＞20
	9 岁	＜10	10～25	＞25
	12 岁	＜10	10～30	＞30
	15 岁以上	＜10	10～40	＞40

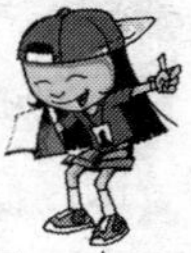

续表

性别	年龄	瘦弱	中等	肥胖
女	6岁	<10	10～30	>30
	9岁	<10	10～40	>40
	12岁	<10	10～50	>50
	15岁以上	<10	10～50	>50

测量肢体周围长度也可用于评价机体的营养状况。营养缺乏时，肌肉和皮下脂肪减少，四肢周围长度减小。上臂中部是经常测量的部位，但上臂周围长度与身高有关(表7)。上臂围及皮下脂肪，是反映热能摄取情况的良好指标。

测定上臂围时，被测者左前臂下垂，上臂放松。所测部位与肱三头肌皮褶厚度的部位相同。用软尺所测得的数值即为上臂围。

表7　少年儿童上臂围和身高的关系

身高(厘米)	上臂围(厘米)
133.0	16.50
129.0	16.00
125.0	15.5
121.0	15.00
118.5	14.75
116.0	14.50
113.5	14.25
110.0	14.00
106.5	13.75
103.0	13.5

相当于正常值的80%～90%为轻度营养不良，60%～80%为中度营养不良，低于60%为重度营养不良。

臂肌围是反映肌蛋白量的良好指标，可以反映体内蛋白质的储备情况。臂肌围与血清白蛋白含量密切相关(当人体血清白蛋白低于2.8克/升时,大约87%的人臂肌围也相应减少)。臂肌围能够反映营养状况的好转或恶化。

臂肌围(厘米)=上臂围(厘米)-0.314×肱三头肌皮褶厚度(厘米)

臂肌围的文献正常值:男25.3厘米,女23.2厘米。

根据上述公式计算得出的臂肌围,相当于文献正常值的80%~90%为轻度营养不良,60%~80%为中度营养不良,低于60%则为重度营养不良。

三、营养状况评价指标

首先对被检查者进行一般的体格检查和人体测量,取得其身高、体重、皮下脂肪厚度、臂围等数据,并对其血压、脉搏、握力等进行测量。重点检查面部、头发、眼、唇、舌、皮肤、指甲,注意发现其消化系统、心血管系统和神经系统与营养不良有关的体征。

1. 小学生营养缺乏病的诊断标准

(1)维生素A缺乏:皮肤出现鳞皮、毛囊角化,眼结膜皱褶、结膜干燥,夜盲,五项中如出现两项(或更多)为阳性。

(2)维生素B_1缺乏:膝反射减退、下肢水肿同时存在者。

(3)维生素B_2缺乏:脂溢性皮炎、阴囊皮炎、眦性眼睑炎、口腔黏膜溃疡、口角炎、唇炎,这六项中发现两项或更多者为阳性。或六项中有一项,同时伴有舌裂、舌乳头肥大或舌乳头萎缩三项中有一项或更多者。

(4)维生素C缺乏:皮下出血、齿龈炎,这两项中有一项者。

2. 中学生营养缺乏病的诊断标准

(1)维生素A缺乏:角膜软化、夜盲、结膜干燥、结膜皱褶、鳞皮、毛囊角化，这五项中有两项（或更多）为阳性。

（2）维生素 B_1 缺乏：腓肠肌压痛、下肢麻木、膝反射迟钝、下肢水肿，以及 24 小时尿中维生素 B_1 排出量少于 100 微克。

（3）维生素 C 缺乏：皮下出血，齿龈水肿、出血、淤斑，以及尿中维生素 C 排出量少于 5 毫克，这四项中有两项（或更多）为阳性。

（4）维生素 B_2 缺乏：眦性睑缘炎，口角湿白、皲裂、糜烂，唇红肿，舌紫红、溃疡、舌乳头萎缩，阴囊发红、脱屑、糜烂，及脂溢性皮炎，24 小时尿中维生素 B_2 排出量少于 400 微克。

（5）烟酸缺乏：对称性皮炎，睑缘炎，尿 N′-甲基烟酰胺少于 2 毫克。

3. **主观综合评价法**　通过膳食调查、人体测量、临床检查、生化分析等多方面资料，对被检查者的营养状况进行综合评价是比较系统和全面的。当人力和物力有限时，应选择几项必不可少的主要参数对人体的营养状况进行评价。目前，国际上采用的主观综合评价法（简称 SGA）就是一种较为简便的临床营养评价方法。其最大特点是省去生化分析，除个别人体测量项目之外，大多采用询问法，易于掌握（表 8）。其主要评价步骤是以下几项。

（1）体重变化：询问和了解被检者在一定时期内的体重变化情况，包括近半年内体重变化，特别是近 2 周的体重变化。如果半年内体重减轻 10%以上，表明体重丢失非常显著，减轻 5%～10%为体重显著丢失，减轻 5%以内则为体重轻度丢失。但如在过去 5 个月内体重减轻 10%以上，而在最近 1 个月内体重未减，甚至增加，或在最近 2 周经过治疗体重稳定或增加，则体重变化这项指标可不必考虑。

（2）饮食情况：应了解患者食欲有无变化，进食量的多少，较前有无减少，有无热能供给不足的情况等。

(3)胃肠道症状：如有食欲缺乏，摄入量少，或反复恶心、呕吐、腹泻等，并持续 2 周，就可能造成营养素的丢失。前述症状如仅偶尔有 1～2 次，则可不必考虑。

(4)活动能力或功能变化：观察活动能力是否减退，能否起床活动或只能卧床。

(5)应激反应：疾病或创伤会对人产生应激反应，如大面积烧伤、高热或大量出血等属于高应激反应；长期发热、慢性腹泻等则为中度应激反应；长期低热或恶性肿瘤则为低应激反应。

(6)人体测量：测量肱三头肌与肩胛下皮褶厚度。观察上述部位肌肉的厚度、弹性和坚实程度。观察有无踝部水肿和腹水。

表 8　根据主观评价法评定营养状况

评价指标	营养状况		
	正常	中度营养不良	重度营养不良
体重变化	无变化或略有增加	减轻＜5％	显著减轻
饮食情况	正常或无变化	食欲减退	食欲缺乏
胃肠道症状	无	较轻	较重
应激反应	无	轻度	重度
活动能力	正常或略减	能起床走动	卧床
肌肉损耗	无	轻度	重度
皮褶厚度(毫米)	＞8	＜8	＜6.5

第四章 中小学生的营养食谱

营养食谱包括6～18岁的中、小学男生和女生春、夏、秋、冬四季的食谱，其中的分量为每一个年龄段孩子需要的分量，如为学校集体用餐，可参照此分量乘以人数即可。由于中国地域宽广，各地生活、饮食习惯，食物品种不同，所以每周只排5天食谱，周六、周日可根据自己的习惯、口味参照前五天的用量给予安排。每份食谱的热能，糖类、蛋白质、脂肪的含量，均经过计算，符合该年龄段孩子的营养需要。制作方法按常规的烹调方法即可，因为针对的是健康的中小学生，所以不像对待特殊病人那样强调制作方法，可根据当地的方法进行制作。

米、面食品在加工做成熟食时要注意一些问题，如做米饭前，大米在淘洗过程中可使维生素和无机盐丢失，所以提倡焖饭或蒸盆（盅）饭，不要用去米汤捞饭的做法，去米汤捞饭可使B族维生素损失40%左右，无机盐和蛋白质也会从米汤中损失。做面食一般采用蒸、烤、烙的方法，B族维生素损失较少，水煮面时会有30%～40%溶于汤中。煮大米粥或煮豆时加碱也会使维生素B_1损失，应予避免。

在加工烹调过程中尽量减少蔬菜的某些营养素的损失。各种蔬菜在加工时应先洗后切，避免将切碎的蔬菜长时间浸泡在水里或存放过久，切碎后存放时间越长，室内温度越高，水溶性维生素和无机盐损失就越大。蔬菜烹调时应尽可能采用急火快炒，减少水溶性维生素的损失破坏。蔬菜烹调时，加入少量淀粉，能减少维生素C的损失破坏。蔬菜加工烹调时不可挤汁或去汤，这样会损失许多水溶性维生素。

春季是一年之初，也是万物复苏，欣欣向荣的美好季节，这时期最适宜青少年的成长。据有关专家研究，青少年在每年春季的身高增长是一年中最快速的，所以在此期间补充营养，给予蛋白质丰富、富含维生素和无机盐的食品，是非常有益的。

夏季气候炎热，食品要清淡可口，新鲜卫生，特别是集体用餐时一定要注意预防肠道传染病的发生。青少年要注意避免过多摄入冷饮、凉菜及含糖量很高的饮料等，以免损伤肠胃，不利健康。

秋季气候干燥，饮食中应注意多食一些润肺、清凉的食品，如粥类、豆浆、牛奶、绿豆、赤小豆、豇豆、丝瓜、百合、藕、番茄、豆腐、蘑菇、香蕉、鸭梨、橙、柚子、猪肉、鸭肉、兔肉、黄花鱼、鲤鱼、泥鳅、紫菜、海带等。

冬季天气寒冷，可多补充一些热能充足的食品，保障身体健康，抵御严寒，如适量进食一些羊肉、猪肝、猪肚、鸡肉、牛肉、带鱼、虾、鸡蛋、莲子、黄豆、胡萝卜、韭菜、洋葱、南瓜、红薯、橘子、大枣等。

一、6～9岁小学生营养食谱

1、春季食谱

食谱一

【早　餐】

烤馒头片：面粉60克。

甜牛奶：牛奶250克，白糖10克。

酱猪肝：猪肝 20 克，酱油适量。

【午　餐】

二米粥：大米 15 克，小米 10 克。

发糕：面粉 60 克，玉米面 10 克。

胡萝卜烧羊肉：羊肥瘦肉 25 克，胡萝卜 60 克，植物油 5 克，葱、酱油、食盐各适量。

虾皮炒莴笋丝：莴笋 80 克，虾皮 10 克，植物油 5 克，葱、食盐各适量。

【加　餐】

橘子：橘子 100 克。

【晚　餐】

猪肉小馄饨：面粉 100 克，猪瘦肉 25 克，香油 4 克，姜、葱、香菜、酱油、味精、食盐各适量。

素炒黄豆芽：黄豆芽 100 克，植物油 5 克，葱、味精、食盐各适量。

食谱二

【早　餐】

豆沙包：面粉 60 克，赤小豆 15 克，白糖 5 克。

甜豆浆：豆浆 250 克，白糖 5 克。

拌香椿芽：香椿芽 50 克，香油 2 克，食盐适量。

【午　餐】

素馅饺子：面粉 120 克，鸡蛋 30 克，韭菜 80 克，豆腐 35 克，虾皮 15 克，粉丝 15 克，植物油 6 克，香油 2 克，姜、酱油、味精、食盐各适量。

【加　餐】

苹果：苹果 100 克。

【晚　餐】

大米饭：大米 100 克。

豉汁蒸排骨：排骨 50 克，豆豉 5 克，植物油 2 克，食盐适量。

小白菜汤：小白菜 50 克，植物油 3 克，食盐适量。

食谱三

【早　餐】

馒头：面粉 75 克。

甜牛奶：牛奶 250 克，白糖 10 克。

水煮花生仁：花生仁 10 克，食盐适量。

【午　餐】

大米饭：大米 125 克。

肉末豆腐：豆腐 125 克，牛肉末 25 克，蒜苗 50 克，植物油 8 克，猪油 2 克，葱、姜、花椒粉、豆瓣酱、食盐各适量。

排骨海带汤：猪排骨 25 克，海带 5 克，大白菜 50 克，食盐适量。

【加　餐】

鸭梨：鸭梨 100 克。

【晚　餐】

鲜肉包子：面粉 100 克，猪肥瘦肉 25 克，韭菜 75 克，香油 2 克，食盐适量。

莴笋叶鸡蛋汤：鸡蛋 20 克，莴笋叶 50 克，香油 2 克，食盐适量。

食谱四

【早　餐】

花卷：面粉 50 克。

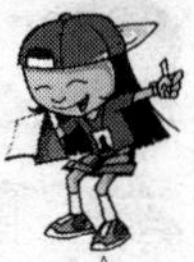

酸牛奶：酸牛奶 200 克。

【午　餐】

大米饭：大米 125 克。

鸡蛋蒸牛肉：鸡蛋 25 克，牛肉末 50 克，植物油 3 克，葱、味精、食盐各适量。

炒三丝：猪肉 10 克，绿豆芽 50 克，豆腐干 25 克，植物油 10 克，葱、食盐各适量。

鱼头汤：鱼头 25 克，菜心 100 克，植物油 3 克，姜、食盐各适量。

【加　餐】

小番茄：小番茄 75 克(生吃)。

【晚　餐】

芝麻烧饼：面粉 90 克，芝麻 10 克，植物油 3 克，食盐适量。

黄豆大米粥：大米 15 克，黄豆 5 克。

菜花炒肉片：猪瘦肉 25 克，菜花 100 克，植物油 6 克，葱、食盐各适量。

拌莴笋丝：莴笋 50 克，香油 2 克，醋、味精、食盐各适量。

食谱五

【早　餐】

蜂糕：面粉 75 克，白糖 5 克。

甜牛奶：牛奶 250 克，白糖 5 克。

拌豆腐丝：豆腐丝 25 克，香油 2 克，酱油适量。

【午　餐】

大米饭：大米 125 克。

炖带鱼：带鱼 50 克，植物油 4 克，葱、姜、香菜、醋、食盐各适量。

香菇烧油菜：油菜 100 克，水发香菇 5 克，植物油 5 克，酱油、食盐各适量。

【加　餐】

苹果：苹果 100 克。

【晚　餐】

馒头：面粉 100 克。

青豆炒虾仁：虾仁 25 克，青豆 50 克，植物油 5 克，鸡蛋清、淀粉、食盐各适量。

紫菜鸡蛋汤：鸡蛋 25 克，紫菜 5 克，香油 2 克，食盐适量。

2、夏季食谱

食谱一

【早　餐】

枣糕：面粉 50 克，大枣 3 枚。

绿豆大米粥：大米 40 克，绿豆 10 克。

花生仁拌黄瓜：花生仁 20 克，黄瓜 40 克，食盐适量。

【午　餐】

馒头：面粉 100 克。

丝瓜炒鸡蛋：鸡蛋 50 克，丝瓜 100 克，植物油 4 克，食盐适量。

氽丸子冬瓜汤：猪瘦肉 25 克，冬瓜 50 克，虾皮 20 克，香油 5 克，食盐适量。

【加　餐】

西瓜：西瓜 100 克。

【晚　餐】

二米饭：大米 50 克，小米 40 克。

酱猪肝：猪肝 50 克，酱油适量。

肉末炒甜椒：猪肉 10 克，甜椒 50 克，圆白菜 50 克，植物油 10 克，食盐适量。

食谱二

【早　餐】

馒头：面粉 25 克。

豆腐脑：豆腐脑 200 克，香油 2 克，酥黄豆 2 克，食盐适量。

猪肉松：猪肉松 5 克。

【午　餐】

枣米饭：大米 100 克，大枣 10 克。

爆炒鸡丁：鸡胸脯肉 50 克，花生仁 25 克，鸡蛋清 20 克，植物油 8 克，姜、葱、蒜、黄酒、淀粉、食盐各适量。

椒油炝豆角：豆角 100 克，植物油 5 克，花椒、蒜、食盐各适量。

【加　餐】

桃：桃 100 克。

【晚　餐】

金银卷：面粉 75 克，玉米面 25 克。

蒸鸡蛋羹：鸡蛋 50 克，香油 1 克，食盐适量。

炒小白菜：小白菜 100 克，植物油 5 克，食盐适量。

番茄粉丝汤：番茄 30 克，粉丝 10 克，紫菜 5 克，植物油 1 克，食盐适量。

食谱三

【早　餐】

葱花饼：面粉 75 克，植物油 2 克，葱、食盐各适量。

甜豆浆：豆浆 250 克，白糖 10 克。

【午　餐】

绿豆米饭：大米 100 克，绿豆 10 克。

鲜蘑烩肉片：猪瘦肉 25 克，鲜蘑菇 50 克，油菜 50 克，植物油 10 克，淀粉、食盐各适量。

虾皮拌茄泥：茄子 75 克，虾皮 10 克，芝麻酱 20 克，植物油 2 克，大蒜、醋、食盐各适量。

【加　餐】

甜瓜：甜瓜 100 克。

【晚　餐】

猪肉包子：面粉 75 克，猪肉 25 克，韭菜 100 克，植物油 5 克，葱、姜、酱油、食盐各适量。

小米粥：小米 25 克。

糖拌番茄：番茄 50 克，白糖 5 克。

食谱四

【早　餐】

果酱馒头：面粉 100 克，果酱 5 克。

甜牛奶：牛奶 250 克，白糖 5 克。

卤豆腐干：豆腐干 25 克，酱油适量。

【午　餐】

大米饭：大米 100 克。

黄瓜烧鳝鱼：鳝鱼 80 克，黄瓜 100 克，植物油 7 克，姜、黄酒、豆瓣酱、醋、酱油、白糖、食盐各适量。

炒蕹菜：蕹菜 75 克，植物油 5 克，食盐适量。

【加　餐】

香蕉：香蕉 100 克。

【晚　餐】

煎饼：面粉 100 克，植物油适量。

炝圆白菜：圆白菜 50 克，虾仁 5 克，花椒油、食盐各适量。

番茄蛋汤：鸡蛋 25 克，番茄 50 克，植物油 3 克，食盐适量。

食谱五

【早　餐】

芝麻酱卷：面粉 75 克，芝麻酱 15 克。

南瓜玉米面粥：玉米面 25 克，南瓜 50 克。

海米拌木耳：海米 15 克，黑木耳 10 克，黄瓜 50 克，香油 2 克，食盐适量。

【午　餐】

肉末豌豆烩饭：大米 100 克，猪瘦肉 10 克，青豌豆 20 克，植物油 3 克，食盐适量。

番茄豆腐：番茄 100 克，豆腐 75 克，植物油 5 克，食盐适量。

拌三丝：莴笋 50 克，海带 10 克，粉丝 10 克，香油 3 克，味精、食盐各适量。

【加　餐】

草莓：草莓 100 克。

【晚　餐】

猪肉水饺：面粉 100 克，猪肉 50 克，茴香 150 克，植物油 3 克，酱油、食盐各适量。

3、秋季食谱

食谱一

【早　餐】

馒头：面粉100克。

甜牛奶：牛奶250克，白糖10克。

酥黄豆：黄豆10克，植物油适量。

【午　餐】

大米饭：大米100克。

栗子烧鸡：鸡肉75克，板栗50克，植物油6克，姜、酱油、食盐各适量。

小白菜汤：小白菜100克，香油2克，食盐适量。

【加　餐】

梨：梨100克。

【晚　餐】

花卷：面粉75克。

绿豆小米粥：小米20克，绿豆5克。

肉末烧茄子：猪肥瘦肉20克，茄子100克，植物油5克，蒜、葱、姜、食盐各适量。

咸鸭蛋：咸鸭蛋30克(半个)。

食谱二

【早　餐】

三明治：面粉60克，火腿肠25克。

牛奶：牛奶250克。

【午　餐】

大米饭：大米 100 克。

红烧排骨：猪大排 75 克，葱、姜、黄酒、酱油、白糖、食盐各适量。

炒绿豆芽：绿豆芽 100 克，青柿子椒 20 克，植物油 3 克，姜、食盐各适量。

【加　餐】

蜜橘：蜜橘 100 克。

【晚　餐】

肉丝面条：面粉 100 克，猪瘦肉 25 克，蘑菇、木耳、植物油、食盐各适量。

麻酱拌黄瓜丝：黄瓜 80 克，芝麻酱 20 克，食盐适量。

番茄鸡蛋汤：番茄 100 克，鸡蛋 50 克，植物油 3 克，葱、淀粉、食盐各适量。

食谱三

【早　餐】

豆沙月饼：面粉 50 克，豆沙 30 克，白糖 20 克，猪油 3 克。

甜豆浆：豆浆 250 克，白糖 5 克。

【午　餐】

大米饭：大米 100 克。

洋葱炒猪肝：猪肝 50 克，洋葱 15 克，甜柿子椒 50 克，植物油 7 克，食盐适量。

虾皮蒸蛋羹：鸡蛋 50 克，虾皮 5 克，香油 2 克，食盐适量。

【加　餐】

香蕉：香蕉 100 克。

【晚　餐】

鲜肉包子：面粉75克，猪肥瘦肉25克，葱、食盐各适量。

菠菜粉丝汤：菠菜100克，粉丝10克，香油2克，食盐适量。

食谱四

【早　餐】

小花卷：面粉60克。

二米粥：大米15克，小米10克。

拌心里美萝卜丝：心里美萝卜50克，酱油、醋、白糖各适量。

【午　餐】

大米饭：大米100克。

鲜蘑烩肉片：鲜蘑菇100克，猪瘦肉30克，植物油10克，葱、淀粉、食盐各适量。

莴笋叶豆腐汤：豆腐50克，莴笋叶50克，虾皮5克，香油3克，食盐适量。

【加　餐】

苹果：苹果100克。

【晚　餐】

韭菜猪肉水饺：面粉100克，猪肥瘦肉30克，韭菜100克，虾皮4克，金针菜4克，黑木耳4克，植物油3克，酱油、醋、味精、食盐各适量。

食谱五

【早　餐】

二面馒头：面粉50克，玉米面20克。

甜牛奶：牛奶250克，白糖10克。

卤鸡蛋：鸡蛋 50 克，酱油少许。

【午　餐】

大米饭：大米 100 克。

柿子椒炒腰花：猪腰子 50 克，柿子椒 100 克，植物油 10 克，葱、姜、酱油、食盐各适量。

虾皮冬瓜汤：冬瓜 50 克，虾皮 15 克，香油 2 克，葱、食盐各适量。

【加　餐】

香蕉：香蕉 100 克。

【晚　餐】

千层饼：面粉 100 克，植物油 3 克。

虾仁烩豆腐：豆腐 50 克，虾仁 20 克，韭菜 10 克，植物油 5 克，葱、姜 、食盐各适量。

小白菜粉丝汤：小白菜 100 克，粉丝 20 克，香油 2 克，食盐适量。

4、冬季食谱

食谱一

【早　餐】

麻酱花卷：面粉 75 克，芝麻酱 10 克，食盐适量。

甜豆浆：豆浆 250 克，白糖 5 克。

【午　餐】

大米饭：大米 125 克。

红烧狮子头：猪肥瘦肉 25 克，鸡蛋 25 克，白菜心 100 克，姜、料酒、淀粉、食盐各适量。

炒菜花：菜花100克，植物油5克，食盐适量。

【加　餐】

鸭梨：鸭梨100克。

【晚　餐】

素包子：面粉100克，鸡蛋25克，大白菜75克，韭菜75克，植物油10克，酱油、食盐各适量。

小米粥：小米25克。

食谱二

【早　餐】

蛋糕：面粉25克，鸡蛋25克，白糖5克。

大枣糯米粥：糯米50克，无核大枣10克，白糖10克。

【午　餐】

馒头：面粉150克。

什锦肉丸：猪肉小丸子25克，无骨刺鱼肉丸25克，金针菜5克，黑木耳5克，大白菜50克，粉丝10克，猪油5克，食盐适量。

拌胡萝卜丝：胡萝卜80克，香油2克，食盐适量。

【加　餐】

酸奶：酸奶220克。

【晚　餐】

大米饭：大米100克。

香菇烧油菜：油菜100克，香菇10克，植物油5克，食盐适量。

紫菜豆腐汤：豆腐50克，鸡蛋25克，紫菜5克，植物油2克，葱、食盐各适量。

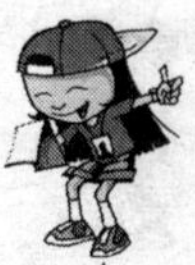

食谱三

【早　餐】

烧饼：面粉 40 克。

赤小豆小米粥：小米 25 克，赤小豆 10 克。

卤鸡蛋：鸡蛋 50 克，酱油适量。

【午　餐】

大米饭：大米 125 克。

土豆烧牛肉：牛肉 50 克，土豆 100 克，植物油 5 克，姜、食盐各适量。

鲜蘑炒油菜：油菜 75 克，鲜蘑菇 50 克，植物油 5 克，大蒜、食盐各适量。

【加　餐】

苹果：苹果 100 克。

【晚　餐】

芝麻花卷：面粉 100 克，芝麻 5 克，食盐适量。

炒三丁：花生仁 25 克，胡萝卜 50 克，莴笋 25 克，植物油 5 克，酱油、食盐各适量。

海带豆腐汤：豆腐 50 克，海带 10 克，香油 2 克，香菜、食盐各适量。

食谱四

【早　餐】

豆沙包：面粉 30 克，赤小豆 20 克，白糖 10 克。

红薯大米粥：大米 25 克，红薯 50 克。

拌圆白菜丝：圆白菜 100 克，花椒油、醋、食盐各适量。

【午　餐】

大米饭：大米125克。

酱鸡肝：鸡肝50克，酱油适量。

酿豆腐：豆腐75克，猪肉25克，酱油、食盐各适量。

木耳炒芹菜：芹菜50克，黑木耳10克，植物油5克，食盐适量。

【加　餐】

橘子：橘子100克。

【晚　餐】

烙饼：面粉100克，植物油适量。

菠菜炒鸡蛋：鸡蛋50克，菠菜100克，植物油10克，食盐适量。

虾皮萝卜丝汤：白萝卜50克，虾皮10克，植物油3克，食盐适量。

食谱五

【早　餐】

金银枣卷：面粉50克，玉米面25克，无核大枣20克。

酥黄豆：黄豆10克，植物油适量。

【午　餐】

大米饭：大米125克。

冬菇鸡块：鸡肉块50克，冬菇10克，植物油5克，葱、姜、食盐各适量。

虾皮炒油菜：油菜100克，虾皮5克，植物油5克，食盐适量。

黄豆芽猪血汤：黄豆芽50克，猪血20克，植物油2克，葱、姜、食盐各适量。

【加 餐】

柚子：柚子 100 克。

【晚 餐】

馒头：面粉 70 克。

番茄菜花：菜花 100 克，番茄酱 10 克，植物油 5 克，食盐适量。

鸡蛋面片汤：面粉 30 克，鸡蛋 50 克，紫菜 5 克，香油 2 克，葱、食盐各适量。

二、10～12 岁小学生营养食谱

1、春季食谱

食谱一

【早 餐】

麻酱甜花卷：面粉 75 克，芝麻酱 20 克，白糖 10 克，核桃仁 10 克。

甜豆浆：豆浆 250 克，白糖 10 克。

【午 餐】

大米饭：大米 125 克。

素炒油菜：油菜 100 克，植物油 5 克，食盐适量。

豌豆肉片汤：猪瘦肉 50 克，嫩豌豆 50 克，猪油 5 克，味精、食盐各适量。

【加 餐】

橘子：橘子 100 克。

【晚　餐】

韭菜猪肉包子：面粉 100 克，韭菜 75 克，猪肥瘦肉 25 克，猪油 5 克，食盐适量。

鸡蛋莴笋叶汤：鸡蛋 1 个，莴笋叶 100 克，植物油 5 克，食盐适量。

食谱二

【早　餐】

馒头：面粉 100 克。

甜牛奶：牛奶 250 克，白糖 5 克。

酥花生仁：花生仁 10 克，植物油适量。

【午　餐】

大米饭：大米 125 克。

口蘑烧鸭：净鸭肉 75 克，口蘑 10 克，植物油 5 克，食盐适量。

肉末豆腐：豆腐 100 克，猪肉末 25 克，植物油 10 克，葱、姜、花椒粉、食盐各适量。

小白菜汤：小白菜 100 克，植物油 2 克，味精、食盐各适量。

【加　餐】

鸭梨：鸭梨 100 克。

【晚　餐】

大米菜粥：大米 25 克，冬菜 25 克，猪油 2 克，食盐适量。

煎饼：面粉 75 克，鸡蛋 1 个，植物油 5 克，食盐适量。

凉拌三丝：胡萝卜 50 克，莴笋 50 克，海带 5 克，香油 2 克，蒜泥、花椒粉、辣椒油、味精、食盐各适量。

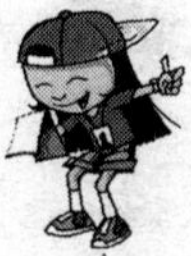

食谱三

【早　餐】

枣泥包：面粉100克，白糖10克，大枣50克。

甜豆浆：豆浆250克，白糖10克。

煮鸡蛋：鸡蛋1个。

【午　餐】

大米饭：大米125克。

猪肝炒甜椒：猪肝50克，甜椒50克，植物油10克，姜、白糖、食盐各适量。

炒莴笋：莴笋100克，植物油5克，食盐适量。

虾皮黄豆芽汤：黄豆芽50克，虾皮5克，植物油2克，葱、味精、食盐各适量。

【加　餐】

苹果：苹果100克。

【晚　餐】

大米饭：大米100克。

蒜薹肉丝：猪瘦肉50克，蒜薹50克，植物油8克，食盐适量。

炒菜花：菜花100克，植物油5克，食盐适量。

白菜海带汤：海带5克，白菜50克，猪油3克，食盐适量。

食谱四

【早　餐】

小花卷：面粉100克，植物油、葱、食盐各适量。

甜牛奶：牛奶250克，白糖5克。

鱼松：鱼松10克。

【午　餐】

大米饭：大米 125 克。

烩鸡丁：鸡胸脯肉 75 克，胡萝卜 50 克，黄瓜 50 克，木耳 5 克，植物油 5 克，葱、白糖、味精、食盐各适量。

香葱炒嫩蚕豆：嫩蚕豆 100 克，香葱 10 克，植物油 5 克，花椒粉、食盐各适量。

榨菜蛋花汤：鸡蛋 1 个，榨菜 5 克，香油、味精、食盐各适量。

【加　餐】

香蕉：香蕉 75 克。

【晚　餐】

春卷：面粉 100 克，猪瘦肉 25 克，莴笋丝 50 克，胡萝卜丝 25 克，海带丝 5 克，粉条 25 克，绿豆芽 25 克，植物油 15 克，香油、辣椒油、花椒粉、味精、食盐各适量。

虾皮菜汤：虾皮 10 克，黄秧白菜 150 克，香油、食盐各适量。

食谱五

【早　餐】

馒头：面粉 100 克。

甜牛奶：牛奶 250 克，白糖 10 克。

水煮花生仁：花生仁 10 克，食盐适量。

【午　餐】

大米饭：大米 125 克。

红烧带鱼：带鱼 100 克，猪油 5 克，植物油 5 克，葱、姜、料酒、酱油、糖、食盐各适量。

蒸蛋羹：鸡蛋 1 个，香油、食盐各适量。

豌豆苗汤：豌豆苗 100 克，植物油 2 克，食盐适量。

【加　餐】

血橙：血橙 100 克。

【晚　餐】

肉馅面：面粉 100 克，牛肉 50 克，莴笋尖 100 克，植物油 5 克，酱油、醋、辣椒油、味精、食盐各适量。

酥黄豆：黄豆 10 克，植物油适量。

2、夏季食谱

食谱一

【早　餐】

馒头：面粉 100 克。

煮荷包鸡蛋：鸡蛋 1 个，白糖适量。

豇豆米饭：大米 125 克，豇豆 50 克，植物油 5 克，食盐适量。

【午　餐】

大米饭：大米 125 克。

柿子椒炒猪肝：猪肝 50 克，柿子椒 75 克，植物油 10 克，泡辣椒、泡生姜、食盐各适量。

炒蕹菜：蕹菜 100 克，植物油 5 克，食盐适量。

圆白菜海带汤：圆白菜 100 克，海带 10 克，香油 2 克，姜、酱油、醋各适量。

【加　餐】

酸牛奶：酸牛奶 250 克。

【晚　餐】

米饭：大米 100 克。

肉末炒泡豇豆：猪瘦肉 25 克，泡豇豆 50 克，植物油 5 克，食盐适量。

番茄豆腐肉片汤：番茄 50 克，豆腐 75 克，猪肥瘦肉 25 克，香油 2 克，小葱、食盐各适量。

食谱二

【早　餐】

面包：面粉 100 克。

甜牛奶：牛奶 250 克，白糖 5 克。

酥黄豆：黄豆 10 克，植物油适量。

鱼松：鱼松 10 克。

【午　餐】

四季豆米饭：大米 125 克，四季豆 50 克，植物油 2 克，食盐适量。

酿苦瓜：猪肥瘦肉 25 克，苦瓜 75 克，植物油 5 克，水淀粉、食盐各适量。

小白菜汤：小白菜 100 克，植物油 2 克，食盐适量。

【加　餐】

西瓜：西瓜 100 克。

【晚　餐】

包子：面粉 100 克，牛瘦肉 25 克，白菜 75 克，植物油 5 克，葱、食盐各适量。

番茄蛋汤：鸡蛋 1 个，番茄 50 克，植物油 5 克，食盐适量。

食谱三

【早　餐】

麻酱甜花卷：面粉 75 克，芝麻酱 10 克，白糖 5 克。

甜豆浆：豆浆250克，白糖5克。

水煮花生仁：花生仁20克，食盐适量。

【午 餐】

南瓜米饭：大米125克，南瓜100克，植物油3克。

鱼肉烩豆腐：豆腐100克，鱼肉50克，鸡蛋1个，虾皮5克，植物油5克，葱、姜、水淀粉、酱油、味精、食盐各适量。

丝瓜汤：丝瓜100克，植物油2克，食盐适量。

【加 餐】

桃子：桃子100克。

【晚 餐】

绿豆稀饭：大米100克，绿豆5克。

土豆烧牛肉：土豆100克，牛肉50克，植物油10克，五香粉、食盐各适量。

食谱四

【早 餐】

馒头：面粉100克。

甜牛奶：牛奶250克，白糖10克。

煮黄豆：黄豆20克，食盐适量。

鱼松：鱼松10克。

【午 餐】

米饭：大米125克。

卤鸡肫：鸡肫50克，酱油适量。

炒豇豆：豇豆100克，植物油5克，食盐适量。

肉丸子冬瓜汤：猪瘦肉25克，冬瓜100克，猪油2克，葱、姜、胡椒粉、水淀粉、食盐各适量。

【加　餐】

西瓜：西瓜 100 克。

【晚　餐】

鸡蛋葱花饼：面粉 100 克，鸡蛋 1 个，植物油 5 克，大葱、食盐各适量。

虾皮小白菜汤：小白菜 100 克，虾皮 10 克，猪油 2 克，食盐适量。

食谱五

【早　餐】

蒸饺：面粉 100 克，猪肥瘦肉 25 克，韭菜 100 克，香油 1 克，食盐适量。

甜牛奶：牛奶 250 克，白糖 5 克。

【午　餐】

四季豆米饭：大米 125 克，四季豆 50 克，植物油 3 克。

黄瓜烧鳝鱼：鳝鱼 75 克，黄瓜 100 克，植物油 10 克，蒜、姜、酱油、白糖、味精、食盐各适量。

豆腐紫菜汤：豆腐 100 克，紫菜 2 克，虾皮 5 克，植物油 2 克，姜、味精、食盐各适量。

【加　餐】

生番茄：番茄 100 克。

【晚　餐】

烤馒头片：面粉 50 克。

凉面：面粉 75 克，绿豆芽 50 克，香油、芝麻酱、姜、蒜、葱、酱油、醋各适量。

冬瓜肉片汤：冬瓜 100 克，猪瘦肉 25 克，猪油 2 克，葱、味精、食盐各适量。

3、秋季食谱

食谱一

【早　餐】

馒头：面粉 100 克。

甜牛奶：牛奶 250 克，白糖 5 克。

炒豆腐干：豆腐干 25 克，植物油、葱、姜、食盐各适量。

【午　餐】

米饭：大米 125 克 。

芹菜煎鲤鱼：鲤鱼 100 克，芹菜 50 克，植物油 20 克，泡辣椒、泡姜、花椒、白糖、酱油、食盐各适量。

虾皮莴笋叶汤：莴笋叶 100 克，虾皮 5 克，香油 2 克，食盐适量。

【加　餐】

苹果：苹果 100 克。

【晚　餐】

米饭：大米 100 克。

韭菜炒绿豆芽：猪瘦肉 25 克，韭菜 25 克，绿豆芽 100 克，植物油、食盐各适量。

炒肉丝：猪肉丝 50 克，植物油 5 克，味精、食盐各适量。

咸鸭蛋：咸鸭蛋半个。

南瓜绿豆汤：南瓜 75 克，绿豆 25 克，食盐适量。

食谱二

【早　餐】

椒盐花卷：面粉 100 克，花椒、食盐各适量。

甜牛奶：牛奶 250 克，白糖 5 克。

水煮花生仁：花生仁 20 克，食盐适量。

【午　餐】

米饭：大米 125 克。

麻婆豆腐：豆腐 100 克，牛肉 25 克，植物油 8 克，姜、蒜、葱、花椒粉、豆瓣酱、辣椒、水淀粉、肉汤、食盐各适量。

虾皮冬菜汤：冬菜 100 克，虾皮 5 克，猪油 2 克，姜、食盐各适量。

【加　餐】

鸭梨：鸭梨 100 克。

【晚　餐】

煎饼：面粉 50 克，鸡蛋 1 个，植物油 10 克，食盐适量。

红薯稀饭：大米 50 克，红薯 50 克。

牛肉烧土豆：牛肉 75 克，土豆 50 克，植物油 5 克，五香粉、食盐各适量。

食谱三

【早　餐】

馒头：面粉 100 克。

果酱：果酱 10 克。

甜牛奶：牛奶 250 克，白糖 5 克。

肉松：肉松 10 克。

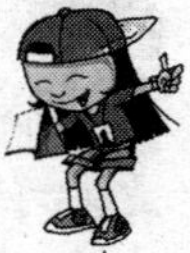

【午　餐】

米饭：大米 125 克。

黄瓜炒肉片：猪瘦肉 50 克，黄瓜 100 克，木耳 5 克，植物油 8 克，葱、姜、蒜、食盐各适量。

小白菜豆腐汤：豆腐 50 克，小白菜 75 克，植物油 2 克，味精、食盐各适量。

【加　餐】

蜜橘：蜜橘 100 克。

【晚　餐】

萝卜饭：大米 125 克，花生仁 15 克，圆萝卜 50 克，猪油 5 克，食盐适量。

丝瓜鸡蛋汤：鸡蛋 1 个，丝瓜 75 克，植物油 5 克，食盐适量。

食谱四

【早　餐】

甜花卷：面粉 100 克，白糖 5 克。

甜豆浆：豆浆 250 克，白糖 5 克。

煮鸡蛋：鸡蛋 1 个。

【午　餐】

米饭：大米 125 克。

大葱炒猪肝：猪肝 50 克，大葱 75 克，植物油 10 克，泡辣椒、泡姜、食盐各适量。

海米冬瓜汤：冬瓜 100 克，海米 5 克，植物油 2 克，食盐适量。

【加　餐】

苹果：苹果 100 克。

【晚　餐】

米饭：大米 100 克。

芹菜炒豆干：豆腐干 50 克，芹菜 100 克，植物油 5 克，食盐适量。

肉丸子蘑菇汤：猪瘦肉 25 克，鲜蘑菇 75 克，猪油 5 克，小葱、胡椒粉、食盐各适量。

食谱五

【早　餐】

面包：面粉 100 克。

甜牛奶：牛奶 250 克，白糖 5 克。

酥黄豆：黄豆 10 克，植物油适量。

【午　餐】

饺子：面粉 125 克，猪肥瘦肉 25 克，韭菜 75 克，鸡蛋 1 个，食盐适量。

大白菜海带汤：大白菜 50 克，海带 5 克，肉汤、食盐各适量。

【加　餐】

橘子：橘子 100 克。

【晚　餐】

米饭：大米 100 克。

拌豆腐干：豆腐干 75 克，香油 2 克，味精、食盐各适量。

鸭肝圆白菜汤：鸭肝 25 克，圆白菜 100 克，猪油 2 克，食盐适量。

4、冬季食谱

食谱一

【早　餐】

叉烧包：面粉 100 克，叉烧肉 25 克，白糖、味精、食盐各适量。

甜牛奶：牛奶 250 克，白糖 5 克。

【午　餐】

米饭：大米 125 克。

腐竹烧肉片：猪肥瘦肉 50 克，腐竹 25 克，植物油 8 克，五香粉、食盐各适量。

冬菜汤：冬菜 100 克，植物油 2 克，食盐适量。

【加　餐】

苹果：苹果 100 克。

【晚　餐】

葱花饼：面粉 75 克，小葱 25 克，鸡蛋 1 个，植物油 7 克，食盐适量。

红薯稀饭：大米 25 克，红薯 50 克。

鱼松：鱼松 10 克。

炒绿豆芽：绿豆芽 100 克，植物油 5 克，食盐适量。

食谱二

【早　餐】

醪糟汤圆：糯米粉 75 克，核桃仁 10 克，花生仁 10 克，鸡蛋 1 个，红糖 10 克，醪糟适量。

【午　餐】

米饭：大米 125 克。

红烧狮子头：猪肥瘦肉 50 克，小白菜 100 克，植物油 2 克，姜、淀粉、酱油、食盐各适量。

黄豆芽汤：黄豆芽 75 克，肉汤、食盐各适量。

【加　餐】

广柑：广柑 100 克。

【晚　餐】

牛肉面条：面粉 125 克，牛肉 25 克，豌豆苗 75 克，植物油 5 克，酱油、食盐各适量。

酸奶：酸奶 250 克。

食谱三

【早　餐】

甜馒头：面粉 100 克，白糖 5 克。

甜豆浆：豆浆 250 克，白糖 5 克。

煮鸡蛋：鸡蛋 1 个。

【午　餐】

米饭：大米 125 克。

糖醋鱼块：鱼肉 100 克，植物油 5 克，葱、姜、料酒、水淀粉、白糖、醋、味精、食盐各适量。

豆腐冬菇：豆腐 50 克，冬菇 15 克，猪瘦肉 15 克，食盐适量。

肉丝榨菜汤：猪瘦肉 10 克，榨菜 10 克，香油 2 克，味精、食盐各适量。

【加　餐】

红橘：红橘 100 克。

【晚　餐】

包子：面粉 100 克，猪肥瘦肉 25 克，圆白菜 75 克，植物油 3

克,葱、味精、食盐各适量。

虾皮莴笋:莴笋叶 100 克,虾皮 5 克,香油 2 克,食盐适量。

粉丝汤:粉丝 10 克,香油 2 克,香菜、味精、食盐各适量。

食 谱 四

【早　餐】

椒盐花卷:面粉 100 克,食盐适量。

甜牛奶:牛奶 250 克,白糖 5 克。

氽蚕豆:蚕豆 10 克,植物油适量。

【午　餐】

米饭:大米 100 克。

沙锅豆腐:豆腐 100 克,鸭肝 25 克,鸭血 25 克,粉条 50 克,豌豆苗 75 克,黄豆芽 50 克,牛油 10 克,葱、姜 、花椒、食盐各适量。

【加　餐】

广柑:广柑 100 克。

【晚　餐】

米饭:大米 100 克。

炒白萝卜丝:白萝卜 100 克,植物油 5 克,食盐适量。

海带圆白菜汤:海带 10 克,圆白菜 50 克,肉汤、食盐各适量。

食 谱 五

【早　餐】

小花卷:面粉 100 克,植物油、葱、食盐各适量。

醪糟鸡蛋:鸡蛋 1 个,红糖 10 克,醪糟适量。

酥花生仁:花生仁 10 克,植物油适量。

【午　餐】

米饭：大米125克。

炒菜花：菜花75克，植物油5克，食盐适量。

排骨炖藕：排骨75克，莲藕125克，食盐适量。

【加　餐】

甜牛奶：牛奶250克，白糖5克。

【晚　餐】

红薯稀饭：大米75克，红薯50克。

炒莴笋：莴笋100克，植物油5克，食盐适量。

拌豆腐干：豆腐干75克，香油2克，味精、食盐各适量。

三、13～15岁女生营养食谱

1、春季食谱

食谱一

【早　餐】

大米粥：大米50克。

大饼：面粉50克。

甜豆浆：豆浆250克，白糖5克。

煮花生仁：花生仁15克，食盐适量。

炒泡菜：泡菜10克，植物油适量。

【午　餐】

米饭：大米150克。

蒜薹肉丝：猪瘦肉50克，蒜薹200克，植物油10克，味精、食

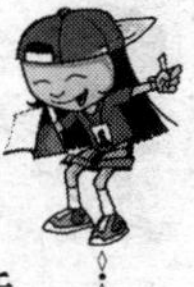

盐各适量。

炸土豆泥丸子：土豆泥 200 克，植物油 10 克，白糖、食盐各适量。

菠菜汤：菠菜 100 克，植物油 5 克，食盐适量。

【晚　餐】

米饭：大米 50 克。

酸辣鸡丝面：挂面 50 克，净鸡肉 25 克，鸡蛋 1 个，植物油 3 克，辣椒油、酱油、醋、味精、食盐各适量。

蘑菇烩白菜：蘑菇 100 克，大白菜 100 克，植物油 10 克，食盐适量。

食谱二

【早　餐】

甜馒头：面粉 50 克，白糖 5 克。

大米粥：大米 50 克。

甜牛奶：牛奶 250 克，白糖 5 克。

咸鸭蛋：咸鸭蛋 1 个。

【午　餐】

大米饭：大米 150 克。

葱烧鲫鱼：鲫鱼 150 克，植物油 10 克，葱、姜、酱油、醋、白糖、味精、食盐各适量。

炝圆白菜：圆白菜 100 克，植物油 5 克，食盐适量。

黄豆芽汤：黄豆芽 100 克，虾皮 5 克，植物油 3 克，食盐适量。

【晚　餐】

米饭：大米 100 克。

胡萝卜烧肉：胡萝卜 200 克，猪肉 50 克，猪油 5 克，蒜苗、味精、食盐各适量。

家常豆腐：豆腐150克，植物油5克，葱、辣椒、味精、食盐各适量。

冬菜汤：冬菜100克，植物油2克，食盐适量。

食谱三

【早　餐】

豆沙包：面粉50克，豆沙10克。

大米粥：大米50克。

甜牛奶：牛奶250克，白糖5克。

煮花生仁：花生仁25克，植物油适量。

【午　餐】

米饭：大米150克。

炒鸡丁：净鸡肉80克，青椒25克，胡萝卜50克，黄瓜50克，植物油10克，食盐适量。

拌豆腐干：豆腐干75克，香油2克，味精、食盐各适量。

大白菜蘑菇汤：大白菜150克，鲜蘑菇100克，植物油3克，味精、食盐各适量。

【晚　餐】

米饭：大米50克。

小面片：面粉50克，豌豆苗50克，植物油2克，食盐适量。

莴笋肉丝：猪瘦肉50克，莴笋125克，植物油5克，食盐适量。

食谱四

【早　餐】

馒头：面粉50克。

大米粥：大米 50 克。

甜牛奶：牛奶 250 克，白糖 5 克。

卤黄豆：黄豆 15 克，酱油适量。

【午　餐】

米饭：大米 150 克。

韭黄肉丝：猪瘦肉 50 克，韭黄 200 克，植物油 5 克，食盐适量。

香椿芽炒鸡蛋：鸡蛋 1 个，香椿芽 50 克，植物油 5 克，食盐适量。

豌豆苗汤：豌豆苗 100 克，香油 2 克，味精、食盐各适量。

【晚　餐】

米饭：大米 50 克。

圆白菜炒牛肉丝：牛肉 25 克，圆白菜 100 克，植物油 5 克，食盐适量。

麻婆豆腐：豆腐 100 克，植物油 5 克，葱、辣椒粉、花椒粉、味精、食盐各适量。

食谱五

【早　餐】

花卷：面粉 100 克，植物油、椒盐各适量。

豆腐脑：豆腐脑 200 克。

肉松：肉松 5 克。

【午　餐】

米饭：大米 150 克。

粉蒸排骨：排骨 75 克，土豆 100 克，米粉 10 克，食盐适量。

炒绿豆芽：绿豆芽 100 克，植物油 5 克，食盐适量。

虾皮小白菜汤：小白菜 100 克，虾皮 5 克，香油 2 克，食盐适量。

【晚　餐】

大饼：面粉 50 克。

大米粥：大米 50 克。

韭菜炒鸡蛋：鸡蛋 1 个，韭菜 50 克，植物油 5 克，食盐适量。

蒜泥嫩蚕豆：嫩蚕豆 100 克，蒜泥、辣椒油、花椒粉、味精、食盐各适量。

2、夏季食谱

食谱一

【早　餐】

花卷：面粉 50 克，植物油、椒盐各适量。

大米粥：大米 50 克。

甜牛奶：牛奶 250 克，白糖 10 克。

卤黄豆：黄豆 15 克，酱油适量。

【午　餐】

米饭：大米 150 克。

青椒牛肉丝：牛肉 50 克，青椒 100 克，植物油 10 克，食盐适量。

麻婆豆腐：豆腐 100 克，植物油 10 克，辣椒、酱油、味精、食盐各适量。

冬瓜汤：冬瓜 100 克，植物油 2 克，味精、食盐各适量。

【晚　餐】

葱花饼：面粉 50 克，植物油 5 克，葱、食盐各适量。

绿豆大米粥：大米 50 克，绿豆 5 克。

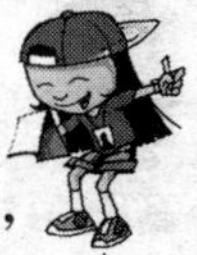

肉末焖嫩豌豆：猪瘦肉 50 克，嫩豌豆 150 克，植物油 10 克，食盐适量。

糖拌番茄：番茄 100 克，白糖 10 克。

食谱二

【早　餐】

大饼：面粉 50 克。

大米粥：大米 50 克。

甜豆浆：豆浆 250 克，白糖 5 克。

炒泡菜：泡菜 10 克，植物油、食盐各适量。

【午　餐】

米饭：大米 150 克。

豆瓣鲫鱼：鲫鱼 125 克，植物油 10 克，豆瓣酱、葱、姜、食盐各适量。

素炒绿豆芽：绿豆芽 200 克，植物油 5 克，食盐适量。

菠菜鸡蛋汤：鸡蛋 1 个，菠菜 50 克，虾皮 5 克，紫菜 3 克，植物油 2 克，食盐适量。

【晚　餐】

米饭：大米 50 克。

凉面：挂面 50 克，黄瓜、芝麻酱、醋、食盐各适量。

甜椒肉丝：猪瘦肉 50 克，甜椒 100 克，植物油 10 克，食盐适量。

小白菜豆腐：豆腐 100 克，小白菜 100 克，植物油 5 克，味精、食盐各适量。

食谱三

【早　餐】

馒头：面粉 50 克。

大米粥：大米 50 克。

甜牛奶：牛奶 250 克，白糖 5 克。

猪肉松：猪肉松 10 克。

【午　餐】

米饭：大米 150 克。

猪油炒猪肝：猪肝 75 克，猪油 5 克，葱、姜、食盐适量。

素炒苦瓜：苦瓜 100 克，植物油 5 克，食盐适量。

番茄鸡蛋汤：鸡蛋 1 个，番茄 100 克，植物油 5 克，食盐适量。

【晚　餐】

凉面：面粉 50 克，绿豆芽 25 克，葱、蒜、酱油、醋、辣椒油、食盐各适量。

大米粥：大米 50 克。

牛肉末焖嫩豌豆：牛肉 25 克，嫩豌豆 150 克，猪油 5 克，食盐适量。

凉拌豆腐干：豆腐干 100 克，植物油 5 克，葱、味精、食盐各适量。

食谱四

【早　餐】

面包：面粉 100 克。

牛奶：牛奶 250 克。

【午　餐】

米饭：大米 150 克。

香菇鸡球：鸡肉 150 克，冬菇 5 克，鸡蛋 1 个，植物油 5 克，姜、酱油、食盐各适量。

虾皮小白菜汤：小白菜 100 克，虾皮 5 克，植物油 5 克，味精、食盐各适量。

【晚　餐】

米饭：大米 50 克。

清汤面：挂面 50 克，猪油 5 克，味精、食盐各适量。

家常豆腐：豆腐 150 克，植物油 10 克，辣椒粉、味精、食盐各适量。

炒豇豆：豇豆 150 克，植物油 5 克，食盐适量。

食谱五

【早　餐】

馒头：面粉 50 克。

大米粥：大米 50 克。

甜牛奶：牛奶 250 克，白糖 5 克。

咸鸭蛋：咸鸭蛋 1 个。

【午　餐】

米饭：大米 150 克。

肉末茄子：猪瘦肉 50 克，茄子 150 克，植物油 5 克，味精、食盐各适量。

凉拌豇豆：豇豆 100 克，香油 2 克，蒜、味精、食盐各适量。

豆腐虾皮汤：豆腐 100 克，虾皮 5 克，香油 2 克，味精、食盐各适量。

【晚　餐】

绿豆稀饭：大米 50 克，绿豆 10 克。

蒸饺：面粉 75 克，猪肥瘦肉 50 克，四季豆 100 克，味精、食盐各适量。

炒苋菜：苋菜 150 克，植物油 5 克，大蒜、味精、食盐各适量。

3、秋季食谱

食谱一

【早　餐】

馒头：面粉 50 克。

大米粥：大米 50 克。

甜豆浆：豆浆 250 克，白糖 5 克。

榨菜：榨菜 15 克。

【午　餐】

米饭：大米 150 克。

干煸鳝鱼：鳝鱼 75 克，猪油 10 克，蒜、大葱、味精、食盐各适量。

炒四季豆：四季豆 150 克，植物油 5 克，味精、食盐各适量。

丝瓜汤：丝瓜 100 克，植物油 2 克，食盐适量。

【晚　餐】

酸辣面：挂面 50 克，植物油 3 克，酱油、醋、辣椒油各适量。

蒸红薯：红薯 200 克。

凉拌豆腐干：豆腐干 100 克，香油 2 克，味精、食盐各适量。

菠菜鸡蛋汤：鸡蛋 1 个，菠菜 100 克，植物油 3 克，食盐适量。

食谱二

【早　餐】

馒头：面粉 50 克。

大米粥：大米 50 克。

甜豆浆：豆浆 250 克，白糖 10 克。

煮花生仁：花生仁 15 克，食盐适量。

【午　餐】

米饭：大米 150 克。

鱼香猪肝：猪肝 50 克，猪油 5 克，葱、姜、酱油、醋、白糖、味精、食盐各适量。

麻婆豆腐：豆腐 200 克，植物油 10 克，葱、辣椒面、酱油、味精、花椒、食盐各适量。

小白菜汤：小白菜 75 克，植物油 5 克，味精、食盐各适量。

【晚　餐】

米饭：大米 50 克。

小花卷：面粉 50 克，植物油、甜面酱各适量。

肉末茄子：茄子 200 克，猪瘦肉 25 克，植物油 5 克，味精、食盐各适量。

莴笋叶汤：莴笋叶 75 克，植物油 5 克，味精、食盐各适量。

食谱三

【早　餐】

蛋糕：面粉 125 克，鸡蛋 1 个，白糖 20 克。

甜牛奶：牛奶 250 克，白糖 5 克。

【午　餐】

米饭：大米 150 克。

圆白菜肉丝：圆白菜 200 克，猪瘦肉 25 克，植物油 5 克，食盐适量。

卤鸡肝：鸡肝 50 克，酱油适量。

油菜汤：油菜 50 克，植物油 5 克，味精、食盐各适量。

【晚　餐】

米饭：大米 50 克。

打卤面：挂面 50 克，猪瘦肉 25 克，鸡蛋 1 个，植物油 5 克，淀粉、味精等调料各适量。

莴笋肉片：莴笋 200 克，猪瘦肉 25 克，植物油 5 克，味精、食盐各适量。

凉拌豆腐干：豆腐干 100 克，葱、辣椒油、白糖、味精、食盐各适量。

食谱四

【早　餐】

葱油饼：面粉 150 克，植物油、葱、食盐各适量。

甜牛奶：牛奶 250 克，白糖 5 克。

【午　餐】

米饭：大米 150 克。

豆瓣鲫鱼：鲫鱼 125 克，植物油 10 克，豆瓣酱、味精、食盐各适量。

蘑菇豆腐：豆腐 200 克，蘑菇 100 克，植物油 10 克，食盐适量。

丝瓜汤：丝瓜 50 克，植物油 5 克，食盐适量。

【晚　餐】

肉包子：面粉 50 克，圆白菜 50 克，猪肉 25 克，味精、食盐各适量。

大米粥：大米 50 克。

煎鸡蛋：鸡蛋 1 个，植物油 5 克，食盐适量。

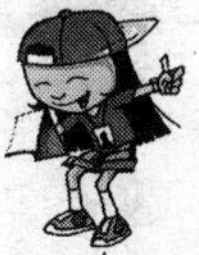

炒蕹菜：蕹菜150克，植物油5克，食盐适量。

食谱五

【早 餐】

油条：面粉50克，植物油适量。

大米粥：大米50克。

甜豆浆：豆浆250克，白糖10克。

榨菜：榨菜10克。

【午 餐】

米饭：大米150克。

炒鸡丁：鸡肉100克，莴笋50克，植物油10克，味精、食盐各适量。

炒豇豆：豇豆150克，植物油5克，味精、食盐各适量。

小白菜汤：小白菜100克，植物油5克，味精、食盐各适量。

【晚 餐】

米饭：大米100克。

豆腐干炒牛肉丝：豆腐干50克，牛肉50克，植物油5克，味精、食盐各适量。

番茄鸡蛋汤：鸡蛋1个，番茄100克，植物油5克，食盐适量。

4、冬季食谱

食谱一

【早 餐】

甜花卷：面粉50克，白糖5克。

大米粥：大米50克。

甜牛奶：牛奶250克，白糖5克。

炒泡菜：泡菜15克，植物油适量。

【午　餐】

米饭：大米150克。

胡萝卜烧肉：胡萝卜200克，猪肉50克，植物油10克，食盐适量。

蒸蛋羹：鸡蛋1个，猪油2克，食盐适量。

豌豆苗汤：豌豆苗75克，植物油5克，食盐适量。

【晚　餐】

香油挂面：挂面50克，香油、葱花、酱油、味精各适量。

蒸红薯：红薯200克。

素炒大白菜：大白菜200克，植物油5克，食盐适量。

凉拌豆腐干：豆腐干100克，熟油辣椒、味精、食盐各适量。

食谱二

【早　餐】

大饼：面粉50克。

大米粥：大米50克。

甜豆浆：豆浆250克，白糖10克。

豆豉：豆豉10克。

【午　餐】

米饭：大米150克。

蘑菇烧鸡：鸡肉100克，蘑菇150克，植物油10克，食盐适量。

炒油菜：油菜100克，植物油5克，食盐适量。

莴笋叶汤：莴笋叶75克，香油2克，食盐适量。

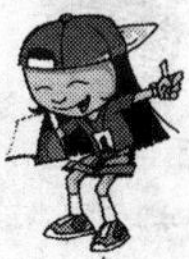

【晚　餐】

米饭：大米 50 克。

鸡蛋面：挂面 50 克，鸡蛋 1 个，香油 2 克，小葱、味精、食盐各适量。

菜花肉片：猪瘦肉 25 克，菜花 100 克，植物油 5 克，食盐适量。

小白菜豆腐汤：豆腐 50 克，小白菜 50 克，植物油 2 克，食盐适量。

食谱三

【早　餐】

馒头：面粉 50 克。

大米粥：大米 50 克。

甜牛奶：牛奶 250 克，白糖 10 克。

煮花生仁：花生仁 15 克，食盐适量。

【午　餐】

米饭：大米 150 克。

葱烧鲫鱼：鲫鱼 125 克，植物油 10 克，葱、酱油、白糖、味精、食盐各适量。

麻婆豆腐：豆腐 150 克，猪瘦肉 25 克，植物油 5 克，葱、酱油、辣椒粉、花椒、味精、食盐各适量。

冬菜汤：冬菜 75 克，植物油 5 克，食盐适量。

【晚　餐】

米饭：大米 50 克。

小花卷：面粉 50 克，葱、花椒粉、食盐各适量。

韭黄肉丝：韭黄 200 克，猪瘦肉 25 克，植物油 5 克，食盐适量。

莴笋叶汤：莴笋叶 75 克，植物油 5 克，食盐适量。

食谱四

【早　餐】

油条：面粉 50 克，植物油适量。

大米粥：大米 50 克。

甜豆浆：豆浆 250 克，白糖 10 克。

榨菜：榨菜 10 克。

【午　餐】

米饭：大米 150 克。

鱼香猪肝：猪肝 50 克，猪油 10 克，葱、姜、酱油、醋、白糖、味精、食盐各适量。

素炒油菜：油菜 200 克，植物油 5 克，食盐适量。

鸡蛋紫菜汤：鸡蛋 1 个，紫菜 5 克，植物油 5 克，食盐适量。

【晚　餐】

米饭：大米 50 克。

肉丝面：面粉 50 克，猪瘦肉 25 克，植物油 5 克，味精、食盐各适量。

蘑菇烩豆腐：蘑菇 100 克，豆腐 100 克，植物油 5 克，味精、食盐各适量。

素炒莴笋叶：莴笋叶 200 克，植物油 5 克，味精、食盐各适量。

食谱五

【早　餐】

馒头：面粉 50 克。

大米粥：大米 50 克。

甜牛奶：牛奶 250 克，白糖 10 克。

卤黄豆：黄豆15克，酱油适量。

【午　餐】

米饭：大米150克。

羊肉丝炒圆白菜：圆白菜200克，羊肉50克，植物油10克，食盐适量。

卤鸡肝：鸡肝50克，酱油适量。

冬菜汤：冬菜75克，植物油5克，食盐适量。

【晚　餐】

米饭：大米50克。

甜花卷：面粉50克，白糖5克。

蒸蛋羹：鸡蛋1个，猪油2克，食盐适量。

素炒小白菜：小白菜200克，植物油、味精、食盐各适量。

四、13～15岁男生与16～18岁女生营养食谱

1、春季食谱

食谱一

【早　餐】

馒头：面粉100克。

大米粥：大米50克。

甜牛奶：牛奶250克，白糖10克。

咸鸭蛋：咸鸭蛋1个。

【午　餐】

米饭：大米150克。

葱烧鲫鱼：鲫鱼125克，植物油10克，葱、白糖、酱油、味精、食盐各适量。

蒜薹肉丝：蒜薹200克，猪瘦肉25克，植物油5克，食盐适量。

莴笋叶汤：莴笋叶75克，香油2克，食盐适量。

【晚　餐】

米饭：大米50克。

酸辣挂面：挂面100克，辣椒油、醋、味精、食盐各适量。

蘑菇肉丸烩白菜：鲜蘑菇100克，猪瘦肉25克，大白菜75克，食盐适量。

食谱二

【早　餐】

大饼：面粉100克。

大米粥：大米50克。

甜豆浆：豆浆250克，白糖10克。

海带丝拌胡萝卜：海带10克，胡萝卜20克，香油2克，味精、食盐各适量。

【午　餐】

米饭：大米150克。

牛肉烧胡萝卜：牛肉50克，胡萝卜150克，植物油10克，酱油、白糖、味精、食盐各适量。

糖醋圆白菜：圆白菜200克，植物油5克，醋、白糖、食盐各适量。

黄豆芽汤：黄豆芽50克，植物油5克，食盐适量。

【晚　餐】

米饭：大米50克。

猪肝菠菜面：挂面100克，菠菜50克，猪肝20克，植物油5

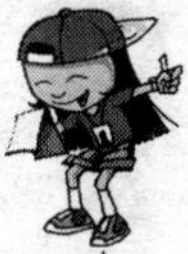

克，味精、食盐各适量。

韭黄肉丝：韭黄 150 克，猪肉 25 克，植物油 5 克，味精、食盐各适量。

食谱三

【早　餐】

豆沙包：面粉 100 克，豆沙 10 克。

小米粥：小米 50 克。

甜牛奶：牛奶 250 克，白糖 10 克。

【午　餐】

米饭：大米 150 克。

豌豆苗炒肉片：豌豆苗 200 克，猪瘦肉 25 克，植物油 10 克，食盐适量。

卤鸡蛋：鸡蛋 1 个，酱油适量。

虾皮小白菜汤：小白菜 75 克，虾皮 5 克，香油 2 克，食盐适量。

【晚　餐】

米饭：大米 50 克。

小花卷：面粉 100 克，植物油 10 克，葱、食盐各适量。

莴笋肉片：莴笋 125 克，猪肉 50 克，植物油 10 克，食盐适量。

冬菜汤：冬菜 75 克，植物油 5 克，食盐适量。

食谱四

【早　餐】

油条：面粉 100 克，植物油适量。

大米粥：大米 50 克。

甜豆浆：豆浆 250 克，白糖 10 克。

卤鹌鹑蛋：鹌鹑蛋 2 个，酱油、食盐各适量。

【午　餐】

米饭：大米 150 克。

红烧带鱼：带鱼 75 克，木耳 5 克，水发香菇 15 克，植物油 10 克，葱、姜、黄酒、白糖、酱油各适量。

素焖菜花：菜花 200 克，猪油 10 克，食盐适量。

黄秧白菜豆腐汤：豆腐 100 克，黄秧白菜 75 克，植物油 5 克，食盐适量。

【晚　餐】

大米粥：大米 50 克。

猪肉包子：面粉 100 克，猪肉 50 克，植物油 5 克，葱、味精、食盐各适量。

焖嫩豌豆：嫩豌豆 150 克，植物油 5 克，白糖、味精、食盐各适量。

炝圆白菜：圆白菜 100 克，植物油 5 克，味精、食盐各适量。

食谱五

【早　餐】

馒头：面粉 100 克。

小米粥：小米 25 克。

甜牛奶：牛奶 250 克，白糖 10 克。

煮花生仁：花生仁 25 克，食盐适量。

【午　餐】

米饭：大米 150 克。

怪味鸡丝：鸡肉 80 克，熟油辣椒、白糖、味精、食盐各适量。

虾米烧萝卜：白萝卜 200 克，虾米 5 克，植物油 5 克，食盐适量。

豌豆苗汤：豌豆苗 100 克，香油 2 克，食盐适量。

【晚　餐】

米饭：大米 150 克。

豆腐干炒肉丝：豆腐干 75 克，猪瘦肉 25 克，植物油 10 克，食盐适量。

猪血汤：猪血 25 克，海带 10 克，粉丝 5 克，香油 2 克，葱、姜、食盐各适量。

2、夏季食谱

食谱一

【早　餐】

花卷：面粉 100 克，植物油 10 克，葱、食盐各适量。

大米粥：大米 50 克。

甜豆浆：豆浆 250 克，白糖 10 克。

炒肉末豇豆：豇豆 50 克，猪肉 15 克，植物油 2 克，食盐适量。

【午　餐】

米饭：大米 150 克。

炒猪肝：猪肝 50 克，猪油 10 克，葱、姜、食盐各适量。

甜椒肉丝：甜椒 200 克，猪瘦肉 25 克，植物油 5 克，食盐适量。

番茄冬瓜汤：冬瓜 50 克、番茄 50 克，香油 2 克，食盐适量。

【晚　餐】

大米粥：大米 50 克。

凉面：面粉 100 克，绿豆芽 50 克，酱油、醋、味精、香油、蒜、辣椒油、食盐各适量。

肉焖嫩豌豆：嫩豌豆 100 克，猪瘦肉 25 克，植物油 10 克，食盐适量。

食谱二

【早　餐】

馒头：面粉 100 克。

大米粥：大米 50 克。

甜牛奶：牛奶 250 克，白糖 10 克。

榨菜：榨菜 10 克。

【午　餐】

米饭：大米 150 克。

青椒肉丝：青椒 100 克，猪瘦肉 50 克，植物油 10 克，食盐适量。

鱼香茄子：茄子 200 克，植物油 5 克，料酒、白糖、味精、食盐各适量。

黄豆芽肉片汤：黄豆芽 50 克，猪瘦肉 25 克，香油 2 克，食盐适量。

【晚　餐】

米饭：大米 50 克。

酸辣挂面：挂面 100 克，辣椒油、酱油、醋、味精各适量。

肉末豆腐：豆腐 100 克，猪瘦肉 25 克，植物油 5 克，葱、姜、食盐各适量。

炒蕹菜：蕹菜 150 克，植物油 5 克，食盐适量。

食谱三

【早　餐】

大饼：面粉 100 克。

大米粥：大米 50 克。

甜豆浆：豆浆 250 克，白糖 10 克。

炒泡菜：泡菜 15 克，植物油适量。

【午　餐】

米饭：大米 150 克。

炒鸡丁：鸡肉 100 克，黄瓜 100 克，植物油 10 克，味精、食盐各适量。

焖四季豆：四季豆 200 克，植物油 10 克，味精、食盐各适量。

小白菜汤：小白菜 50 克，香油 2 克，食盐适量。

【晚　餐】

米饭：大米 150 克。

苦瓜肉片：苦瓜 100 克，猪瘦肉 25 克，植物油 5 克，味精、食盐各适量。

番茄鸡蛋汤：鸡蛋 1 个，番茄 50 克，植物油 5 克，食盐适量。

食谱四

【早　餐】

面包：面粉 150。

牛奶：牛奶 250 克。

酱汁豆腐干：豆腐干 50 克，酱油适量。

【午　餐】

米饭：大米 150 克。

粉蒸排骨：猪排骨 100 克，土豆 100 克，香油 2 克，米粉、辣椒粉、葱、食盐各适量。

炒绿豆芽：绿豆芽 150 克，植物油 5 克，食盐适量。

莴笋叶汤：莴笋叶 50 克，植物油 5 克，食盐适量。

【晚　餐】

绿豆大米粥：大米 40 克，绿豆 10 克。

凉面：面粉 100 克，香油 2 克，酱油、醋、辣椒油、葱、蒜、味精、食盐各适量。

肉末焖青豆：青豆 75 克，猪瘦肉 25 克，植物油 10 克，食盐适量。

素炒油菜：油菜 80 克，植物油 5 克，食盐适量。

食谱五

【早　餐】

葱油饼：面粉 100 克，植物油、葱、食盐各适量。

大米粥：大米 50 克。

甜牛奶：牛奶 250 克，白糖 10 克。

豆豉：豆豉 10 克。

【午　餐】

米饭：大米 150 克。

炒虾仁：虾仁 50 克，黄瓜 50 克，莴笋丁 50 克，植物油 10 克，蛋清、黄酒、淀粉、味精、食盐各适量。

豇豆炒肉丝：豇豆 50 克，猪瘦肉 25 克，豆腐干 25 克，植物油 5 克，食盐适量。

蕹菜汤：蕹菜 50 克，植物油 5 克，食盐适量。

【晚　餐】

米饭：大米 150 克。

白水茄子：茄子 100 克，香油 2 克，辣椒油、蒜、醋、味精、食盐各适量。

番茄肉片汤：番茄 50 克，猪瘦肉 25 克，植物油 5 克，食盐适量。

3、秋季食谱

食谱一

【早　餐】

油条：面粉 100 克，植物油适量。

大米粥：大米 50 克。

甜豆浆：豆浆 250 克，白糖 10 克。

榨菜：榨菜 10 克。

【午　餐】

米饭：大米 150 克。

鱼香猪肝：猪肝 50 克，猪油 10 克，葱、酱油、醋、糖、料酒、味精、食盐各适量。

圆白菜肉丝：圆白菜 200 克，猪瘦肉 25 克，猪油 5 克，植物油 5 克，味精、食盐各适量。

小白菜汤：小白菜 75 克，植物油 5 克，味精、食盐各适量。

【晚　餐】

米饭：大米 50 克。

甜花卷：面粉 100 克，白糖 10 克。

肉末焖茄子：茄子 200 克，猪瘦肉 25 克，植物油 10 克，料酒、味精、食盐各适量。

豆腐汤：豆腐 100 克，植物油 5 克，葱、食盐各适量。

食谱二

【早　餐】

馒头：面粉 100 克。

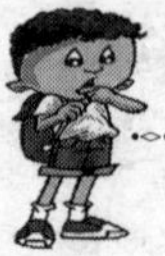

大米粥：大米 50 克。

甜牛奶：牛奶 250 克，白糖 10 克。

煮花生仁：花生仁 15 克，食盐适量。

【午　餐】

米饭：大米 150 克。

干煸鳝鱼：鳝鱼 100 克，大蒜 25 克，猪油 5 克，葱、味精、食盐各适量。

莴笋肉片：莴笋 200 克，猪瘦肉 25 克，植物油 5 克，食盐适量。

菠菜汤：菠菜 100 克，植物油 5 克，食盐适量。

【晚　餐】

米饭：大米 150 克。

大红椒肉丝：大红椒 200 克，猪瘦肉 25 克，植物油 10 克，食盐适量。

丝瓜鸡蛋汤：丝瓜 75 克，鸡蛋 1 个，植物油 5 克，食盐适量。

食谱三

【早　餐】

烙饼：面粉 100 克。

大米粥：大米 50 克。

甜豆浆：豆浆 250 克，白糖 10 克。

炒泡菜：泡菜 15 克，植物油适量。

【午　餐】

米饭：大米 150 克。

芹菜牛肉丝：芹菜 100 克，牛肉 50 克，植物油 10 克，食盐适量。

煎鸡蛋：鸡蛋1个，植物油5克，食盐适量。

黄秧白菜汤：黄秧白菜75克，虾皮5克，植物油5克，食盐适量。

【晚　餐】

三丝面条：挂面150克，猪肉25克，豆腐干75克，海带5克，莴笋叶100克，植物油5克，葱、酱油、味精、食盐各适量。

食谱四

【早　餐】

叉烧包：面粉150克，猪肉15克，白糖、味精、食盐各适量。

甜牛奶：牛奶250克，白糖10克。

【午　餐】

米饭：大米150克。

糖醋排骨：猪排骨100克，植物油5克，蒜、淀粉、白糖、醋、食盐各适量。

炒油菜：油菜200克，植物油5克，食盐适量。

紫菜鸡蛋汤：紫菜5克，鸡蛋1个，香油2克，食盐适量。

【晚　餐】

米饭：大米50克。

炒面条：面粉100克，猪瘦肉25克，猪油5克，植物油10克，葱、食盐各适量。

青椒肉丝：青椒200克，猪瘦肉25克，植物油10克，食盐适量。

蘑菇豆腐汤：豆腐100克，蘑菇75克，植物油5克，食盐适量。

食谱五

【早　餐】

花卷：面粉100克，植物油、葱、食盐各适量。

大米粥：大米 50 克。

甜豆浆：豆浆 250 克，白糖 10 克。

炒豆腐干：豆腐干 50 克，植物油适量。

【午　餐】

米饭：大米 150 克。

莴笋炒鸡丁：鸡肉 100 克，莴笋 50 克，植物油 10 克，食盐适量。

素炒四季豆：四季豆 150 克，植物油 5 克，食盐适量。

黄豆芽肉片汤：黄豆芽 100 克，猪瘦肉 25 克，植物油 5 克，味精、食盐各适量。

【晚　餐】

米饭：大米 150 克。

肉末炒韭菜花：韭菜花 125 克，猪瘦肉 25 克，植物油 5 克，味精、食盐各适量。

番茄鸡蛋汤：番茄 50 克，鸡蛋 1 个，植物油 5 克，食盐适量。

3、冬季食谱

食谱一

【早　餐】

馒头：面粉 100 克。

大米粥：大米 50 克。

甜牛奶：牛奶 250 克，白糖 10 克。

咸鸭蛋：咸鸭蛋 1 个。

【午　餐】

米饭：大米 150 克。

葱烧鲫鱼：鲫鱼125克，植物油10克，葱、酱油、白糖、味精、食盐各适量。

胡萝卜烧肉：胡萝卜200克，猪瘦肉25克，植物油5克，食盐适量。

冬菜汤：冬菜75克，植物油5克，食盐适量。

【晚　餐】

米饭：大米150克。

牛肉丝炒豆腐干：豆腐干50克，牛肉25克，植物油10克，食盐适量。

圆白菜汤：圆白菜100克，猪油5克，食盐适量。

食谱二

【早　餐】

大饼：面粉100克。

大米粥：大米50克。

甜豆浆：豆浆250克，白糖10克。

炒泡菜：泡菜15克，植物油适量。

【午　餐】

米饭：大米150克。

蘑菇烧鸡：鸡肉100克，鲜蘑菇80克，植物油10克，食盐适量。

炒绿豆芽：绿豆芽150克，植物油5克，味精、食盐各适量。

小白菜汤：小白菜75克，植物油5克，味精、食盐各适量。

【晚　餐】

米饭：大米50克。

煎饼：面粉100克，植物油适量。

凉拌豆腐干：豆腐干 50 克，葱、辣椒油、白糖、味精、食盐各适量。

豌豆苗汤：豌豆苗 75 克，香油 2 克，食盐适量。

食谱三

【早　餐】

馒头：面粉 100 克。

大米粥：大米 50 克。

甜牛奶：牛奶 250 克，白糖 10 克。

炒豆腐干：豆腐干 50 克，植物油适量。

【午　餐】

米饭：大米 150 克。

鱼香猪肝：猪肝 50 克，猪油 10 克，葱、料酒、酱油、糖、醋、食盐各适量。

菜花肉片：菜花 200 克，猪瘦肉 25 克，植物油 5 克，食盐适量。

莴笋叶汤：莴笋叶 75 克，香油 2 克，食盐适量。

【晚　餐】

米饭：大米 50 克。

甜花卷：面粉 100 克，白糖 10 克。

韭黄肉丝：韭黄 200 克，猪瘦肉 25 克，植物油 10 克，食盐适量。

蒸鸡蛋羹：鸡蛋 1 个，香油 2 克，食盐适量。

食谱四

【早　餐】

面包：面粉 150 克。

甜牛奶：牛奶250克，白糖10克。

【午　餐】

米饭：大米150克。

木耳肉片：木耳5克，猪瘦肉50克，植物油10克，葱、料酒、酱油、食盐各适量。

炒黄豆芽：黄豆芽200克，植物油5克，味精、食盐各适量。

油菜汤：油菜75克，香油2克，食盐适量。

【晚　餐】

米饭：大米50克。

虾皮菠菜面：面粉100克，菠菜100克，虾皮5克，植物油5克，味精、食盐各适量。

白萝卜丝炒肉丝：白萝卜100克，猪瘦肉25克，植物油5克，葱、味精、食盐各适量。

食谱五

【早　餐】

花卷：面粉100克，葱、花椒粉、食盐各适量。

大米粥：大米50克。

甜豆浆：豆浆250克，白糖10克。

卤黄豆：黄豆15克，酱油适量。

【午　餐】

米饭：大米150克。

卤鸡肝：鸡肝50克，酱油适量。

炒油菜薹：油菜薹150克，植物油10克，食盐适量。

萝卜排骨汤：白萝卜75克，猪肉排75克，葱、姜、食盐各适量。

【晚　餐】

米饭：大米 150 克。

肉末白菜粉条：大白菜 150 克，粉条 10 克，猪瘦肉 25 克，植物油 10 克，食盐适量。

豌豆苗汤：豌豆苗 75 克，植物油 5 克，味精、食盐各适量。

五、16～18 岁男生营养食谱

1、春季食谱

食谱一

【早　餐】

油条：面粉 100 克，植物油适量。

大米粥：大米 50 克。

甜豆浆：豆浆 250 克，白糖 10 克。

猪肉松：猪肉松 10 克。

【午　餐】

米饭：大米 150 克。

红烧带鱼：带鱼 100 克，植物油 10 克，葱、姜、黄酒、酱油、白糖、味精、食盐各适量。

莴笋肉丝：莴笋 200 克，猪瘦肉 25 克，植物油 10 克，食盐适量。

小白菜蘑菇汤：小白菜 50 克，鲜蘑菇 50 克，植物油 5 克，食盐适量。

【晚　餐】

米饭：大米 50 克。

炸酱面：面粉 100 克，猪瘦肉 25 克，黄酱、食盐各适量。

香椿芽炒鸡蛋：鸡蛋1个，香椿芽50克，植物油5克，食盐适量。

炝圆白菜：圆白菜100克，植物油5克，辣椒粉、醋、味精、食盐各适量。

食 谱 二

【早 餐】

甜馒头：面粉100克，白糖5克。

大米粥：大米50克。

甜牛奶：牛奶250克，白糖10克。

咸鸭蛋：咸鸭蛋1个。

【午 餐】

米饭：大米150克。

胡萝卜烧肉：胡萝卜200克，猪瘦肉25克，猪油10克，食盐适量。

肉末豆腐：豆腐150克，猪瘦肉25克，植物油5克，辣椒粉、味精、食盐各适量。

冬菜汤：冬菜100克，香油2克，食盐适量。

【晚 餐】

羊肉包子：面粉100克，羊肉50克，猪油5克，葱、味精、食盐各适量。

大米粥：大米50克。

白油嫩豌豆：豌豆150克，猪油5克，食盐适量。

炒油菜：油菜100克，植物油5克，食盐适量。

食 谱 三

【早 餐】

花卷：面粉100克，植物油、葱、食盐各适量。

大米粥：大米 50 克。

甜豆浆：豆浆 250 克，白糖 10 克。

酥黄豆：黄豆 15 克，植物油适量。

【午　餐】

米饭：大米 150 克。

怪味鸡丝：鸡肉 80 克，香油 2 克，辣椒油、花椒粉、芝麻酱、白糖、酱油、醋、味精、食盐各适量。

素炒菜花：菜花 200 克，植物油 10 克，味精、食盐各适量。

黄豆芽汤：黄豆芽 100 克，植物油 5 克，味精、食盐各适量。

【晚　餐】

米饭：大米 50 克。

酸辣鸡丝蛋汤面：挂面 100 克，鸡蛋 1 个，鸡肉 20 克，植物油 5 克，辣椒粉、醋、味精、食盐各适量。

蘑菇烩白菜：大白菜 100 克，蘑菇 100 克，植物油 10 克，味精、食盐各适量。

食谱四

【早　餐】

馒头：面粉 100 克。

六米粥：大米 50 克。

甜牛奶：牛奶 250 克，白糖 10 克。

煮花生仁：花生仁 15 克，食盐适量。

【午　餐】

米饭：大米 150 克。

韭黄肉丝：韭黄 200 克，猪瘦肉 50 克，植物油 10 克，食盐适量。

素炒菜薹：菜薹150克，植物油5克，食盐适量。

猪肝汤：猪肝25克，植物油5克，淀粉、葱、姜、味精、食盐各适量。

【晚　餐】

米饭：大米150克。

番茄炒鸡蛋：番茄150克，鸡蛋1个，植物油5克，食盐适量。

海带排骨汤：海带5克，排骨50克，食盐适量。

食谱五

【早　餐】

豆沙包：面粉100克，豆沙10克。

大米粥：大米50克。

甜牛奶：牛奶250克，白糖10克。

榨菜：榨菜15克。

【午　餐】

米饭：大米150克。

豌豆肉片：豌豆200克，猪瘦肉50克，植物油10克，食盐适量。

麻婆豆腐：豆腐100克，植物油5克，葱、辣椒粉、花椒粉、豆豉、味精、食盐各适量。

紫菜鸡蛋汤：紫菜5克，鸡蛋1个，香油2克，食盐适量。

【晚　餐】

葱花饼：面粉100克，植物油、葱、食盐各适量。

大米粥：大米50克。

芹菜牛肉丝：芹菜100克，牛肉50克，植物油10克，食盐适量。

蒜泥嫩蚕豆：嫩蚕豆 100 克，辣椒油、花椒粉、蒜、味精、食盐各适量。

2、夏季食谱

食谱一

【早　餐】

甜馒头：面粉 100 克，白糖 5 克。

大米粥：大米 50 克。

甜豆浆：豆浆 250 克，白糖 10 克。

煮花生仁：花生仁 15 克，食盐适量。

【午　餐】

米饭：大米 150 克。

炒白油猪肝：猪肝 50 克，猪油 10 克，葱、味精、食盐各适量。

甜椒肉丝：甜椒 200 克，猪瘦肉 25 克，植物油 10 克，食盐适量。

冬瓜汤：冬瓜 100 克，虾皮 5 克，香油 2 克，食盐适量。

【晚　餐】

米饭：大米 50 克。

清汤面：挂面 100 克，香油 2 克，菠菜 50 克，食盐适量。

肉末焖嫩豌豆：嫩豌豆 150 克，猪瘦肉 25 克，植物油 5 克，食盐适量。

凉拌豆腐干：豆腐干 100 克，葱、味精、食盐各适量。

食谱二

【早　餐】

花卷：面粉 100 克，植物油、芝麻酱、葱、食盐各适量。

大米粥：大米50克。

甜牛奶：牛奶250克，白糖10克。

咸鸭蛋：咸鸭蛋1个。

【午　餐】

米饭：大米150克。

葱烧鲫鱼：鲫鱼125克，植物油10克，葱、酱油、白糖、味精、食盐各适量。

家常豆腐：豆腐200克，植物油10克，葱、辣椒粉、味精、食盐各适量。

小白菜汤：小白菜150克，植物油5克，食盐适量。

【晚　餐】

米饭：大米150克。

洋葱牛肉丝：洋葱100克，牛肉50克，植物油5克，食盐适量。

蒜泥拌茄子：茄子200克，大蒜5克，香油、味精、食盐各适量。

莴笋叶汤：莴笋叶50克，香油2克，食盐适量。

食谱三

【早　餐】

面包：面粉100克。

大米粥：大米50克。

甜牛奶：牛奶250克，白糖10克。

卤黄豆：黄豆15克，酱油适量。

【午　餐】

米饭：大米150克。

青豆虾仁：虾仁 50 克，青豆 50 克，植物油 10 克，食盐适量。

苦瓜肉片：苦瓜 100 克，猪瘦肉 25 克，植物油 10 克，食盐适量。

黄豆芽汤：黄豆芽 100 克，植物油 5 克，食盐适量。

【晚　餐】

绿豆大米粥：大米 50 克，绿豆 5 克。

酸辣凉面：面条 100 克，绿豆芽 50 克，酱油、醋、辣椒油、味精、食盐各适量。

豆腐干肉丝：豆腐干 100 克，猪瘦肉 25 克，植物油 5 克，食盐适量。

姜汁拌蕹菜：蕹菜 150 克，香油、姜、味精、食盐各适量。

食谱四

【早　餐】

油条：面粉 100 克，植物油适量。

大米粥：大米 50 克。

甜豆浆：豆浆 250 克，白糖 10 克。

榨菜：榨菜 10 克。

豆豉：豆豉 10 克。

【午　餐】

米饭：大米 150 克。

炒鸡丁：鸡肉 100 克，黄瓜 100 克，植物油 10 克，味精、食盐各适量。

焖四季豆：四季豆 150 克，植物油 10 克，味精、食盐各适量。

南瓜汤：南瓜 100 克，香油、鸡精、食盐各适量。

【晚　餐】

米饭：大米 50 克。

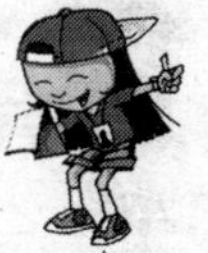

葱油饼：面粉 100 克，葱、植物油、食盐各适量。

青椒牛肉丝：青椒 100 克，牛肉 25 克，植物油 10 克，味精、食盐各适量。

番茄鸡蛋汤：番茄 50 克，鸡蛋 1 个，植物油 5 克，食盐适量。

食谱五

【早　餐】

蛋糕：面粉 150 克，鸡蛋 1 个，白糖 15 克。

甜牛奶：牛奶 250 克，白糖 10 克。

【午　餐】

米饭：大米 150 克。

干煸鳝鱼：鳝鱼 100 克，植物油 15 克，蒜头、葱、味精、食盐各适量。

炒绿豆芽：绿豆芽 150 克，植物油 5 克，食盐适量。

丝瓜汤：丝瓜 100 克，植物油 5 克，食盐适量。

【晚　餐】

米饭：大米 150 克。

炒苋菜：苋菜 200 克，植物油 5 克，食盐适量。

海带排骨汤：海带(干)15 克，排骨 50 克，食盐适量。

3、秋季食谱

食谱一

【早　餐】

油条：面粉 100 克，植物油适量。

大米粥：大米 50 克。

甜豆浆：豆浆 250 克，白糖 10 克。

炒泡菜：泡菜 15 克，植物油适量。

【午　餐】

米饭：大米 150 克。

红烧带鱼：带鱼 100 克，植物油 10 克，姜、葱、蒜、料酒、酱油、白糖、食盐各适量。

炒豇豆：豇豆 200 克，植物油 5 克，食盐适量。

冬瓜肉片汤：冬瓜 50 克，猪瘦肉 25 克，香油 2 克，食盐适量。

【晚　餐】

米饭：大米 50 克。

花卷：面粉 100 克，植物油、椒盐各适量。

焖茄子：茄子 150 克，猪瘦肉 25 克，植物油 10 克，食盐适量。

小白菜豆腐汤：小白菜 50 克，豆腐 100 克，植物油 5 克，食盐适量。

食谱二

【早　餐】

大饼：面粉 100 克。

大米粥：大米 50 克。

甜牛奶：牛奶 250 克，白糖 10 克。

猪肉松：猪肉松 10 克。

【午　餐】

米饭：大米 150 克。

鱼香猪肝：猪肝 50 克，猪油 10 克，葱、姜、酱油、醋、白糖、料酒、食盐各适量。

炒圆白菜：圆白菜 200 克，植物油 5 克，食盐适量。

莴笋叶汤：莴笋叶 50 克，香油 2 克，食盐适量。

【晚　餐】

三鲜馅饺子：面粉 150 克，猪肉 50 克，鸡蛋 1 个，海米 15 克，白菜 200 克，植物油 5 克，葱、姜、酱油、味精、食盐各适量。

食谱三

【早　餐】

馒头：面粉 100 克。

大米粥：大米 50 克。

甜牛奶：牛奶 250 克，白糖 10 克。

煮花生仁：花生仁 25 克，食盐适量。

【午　餐】

米饭：大米 150 克。

蒜苗胡萝卜回锅肉：猪带皮肥瘦肉 50 克，蒜苗 100 克，胡萝卜 50 克，植物油 5 克，食盐适量。

冬瓜烩肉丸：冬瓜 150 克，猪瘦肉 25 克，植物油 5 克，味精、食盐各适量。

黄豆芽汤：黄豆芽 50 克，植物油 5 克，食盐适量。

【晚　餐】

米饭：大米 50 克。

打卤面：挂面 100 克，猪瘦肉 25 克，植物油 5 克，淀粉、木耳、葱、食盐各适量。

凉拌豆腐干：豆腐干 100 克，葱、辣椒油、白糖、味精、食盐各适量。

韭菜炒鸡蛋：鸡蛋 1 个，韭菜 100 克，植物油 5 克，食盐适量。

食谱四

【早　餐】

花卷：面粉100克，植物油、葱、食盐各适量。

大米粥：大米50克。

甜豆浆：豆浆250克，白糖10克。

猪肉松：猪肉松10克。

【午　餐】

米饭：大米150克。

土豆烧排骨：猪排骨75克，土豆100克，植物油5克，葱、姜、酱油、食盐各适量。

鲜蘑烩豆腐：鲜蘑菇25克，豆腐150克，植物油5克，葱、姜、食盐各适量。

丝瓜汤：丝瓜50克，植物油5克，食盐适量。

【晚　餐】

米饭：大米150克。

芹菜炒牛肉丝：芹菜200克，牛肉25克，植物油10克，食盐适量。

煎鸡蛋：鸡蛋1个，植物油5克，食盐适量。

小白菜汤：小白菜100克，植物油5克，食盐适量。

食谱五

【早　餐】

馒头：面粉100克。

大米粥：大米50克。

甜牛奶：牛奶250克，白糖10克。

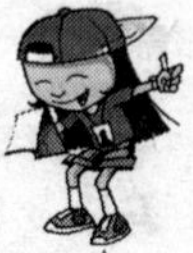

煮花生仁：花生仁25克，食盐适量。

【午　餐】

米饭：大米150克。

大红椒肉丝：大红椒150克，猪瘦肉50克，植物油10克，食盐适量。

素炒油菜：油菜150克，植物油5克，食盐适量。

海带粉丝汤：海带(干)5克，粉条15克，植物油5克，食盐适量。

【晚　餐】

米饭：大米50克。

肉包子：面粉100克，圆白菜100克，猪瘦肉25克，植物油、味精、食盐各适量。

肉末炒韭菜花：韭菜花125克，猪瘦肉25克，植物油5克，食盐适量。

紫菜蛋花汤：紫菜5克，鸡蛋1个，虾皮5克，香油2克，食盐适量。

4、冬季食谱

食谱一

【早　餐】

花卷：面粉100克，植物油、椒盐各适量。

大米粥：大米50克。

甜豆浆：豆浆250克，白糖10克。

卤黄豆：黄豆25克，酱油适量。

【午　餐】

米饭：大米150克。

蘑菇烧鸡：鸡净肉 100 克，蘑菇 150 克，猪油 10 克，食盐适量。

煎鸡蛋：鸡蛋 1 个，植物油 5 克，食盐适量。

冬菜汤：冬菜 100 克，植物油 5 克，食盐适量。

【晚　餐】

米饭：大米 100 克。

蒸红薯：红薯 200 克。

凉拌豆腐干：豆腐干 100 克，辣椒油、味精、食盐各适量。

大白菜汤：大白菜 200 克，虾皮 5 克，植物油 5 克，食盐适量。

食谱二

【早　餐】

馒头：面粉 100 克。

大米粥：大米 50 克。

甜牛奶：牛奶 250 克，白糖 10 克。

肉松：肉松 10 克。

【午　餐】

米饭：大米 150 克。

菜花肉片：菜花 150 克，猪瘦肉 25 克，植物油 10 克，食盐适量。

炒油菜：油菜 150 克，植物油 5 克，食盐适量。

藕炖排骨：莲藕 100 克，猪排骨 75 克，食盐适量。

【晚　餐】

米饭：大米 50 克。

菠菜鸡蛋面片：面粉 100 克，鸡蛋 1 个，菠菜 50 克，香油 2 克，姜、味精、食盐各适量。

肉末粉条：粉条 15 克，猪瘦肉 25 克，植物油 5 克，姜、葱、味精、食盐各适量。

食谱三

【早　餐】

油条：面粉 100 克，植物油适量。

大米粥：大米 50 克。

甜豆浆：豆浆 250 克，白糖 10 克。

榨菜：榨菜 10 克。

豆豉：豆豉 10 克。

【午　餐】

米饭：大米 150 克。

豆瓣鲫鱼：鲫鱼 125 克，植物油 10 克，豆瓣、味精、食盐各适量。

蘑菇豆腐：豆腐 200 克，蘑菇 100 克，植物油 5 克，食盐适量。

莴笋叶汤：莴笋叶 100 克，植物油 5 克，食盐适量。

【晚　餐】

米饭：大米 50 克。

花卷：面粉 100 克，植物油、葱、食盐各适量。

韭黄肉丝：韭黄 200 克，猪瘦肉 25 克，植物油 10 克，食盐适量。

肉末蒸蛋：鸡蛋 1 个，猪瘦肉 15 克，香油 2 克，食盐适量。

食谱四

【早　餐】

面包：面粉 150 克。

甜牛奶：牛奶 250 克，白糖 10 克。

【午　餐】

米饭：大米 150 克。

牛肉烧胡萝卜：胡萝卜 200 克，牛肉 50 克，猪油 10 克，料酒、白糖、酱油、食盐各适量。

韭菜炒鸡蛋：鸡蛋 1 个，韭菜 100 克，植物油 5 克，食盐适量。

豌豆苗汤：豌豆苗 100 克，香油 2 克，食盐适量。

【晚　餐】

米饭：大米 50 克。

肉丝面：面粉 100 克，猪瘦肉 15 克，植物油 5 克，莴笋叶 50 克，味精、食盐各适量。

青椒炒鸡肫：青椒 50 克，鸡肫 50 克，植物油 5 克，姜、食盐各适量。

食谱五

【早　餐】

发糕：米粉 100 克。

大米粥：大米 50 克。

甜牛奶：牛奶 250 克，白糖 10 克。

咸鸭蛋：咸鸭蛋 1 个。

【午　餐】

米饭：大米 150 克。

鱼香猪肝：猪肝 50 克，猪油 10 克，葱、姜、酱油、醋、白糖、料酒、味精、食盐各适量。

红烧丸子：猪瘦肉 25 克，白萝卜 100 克，植物油 5 克，淀粉、葱、姜、味精、食盐各适量。

冬菜汤：冬菜 100 克，植物油 5 克，食盐适量。

【晚　餐】

米饭：大米 50 克。

大饼：面粉 100 克。

豆腐干炒肉丝：豆腐干 100 克，猪瘦肉 25 克，植物油 5 克，味精、食盐各适量。

菠菜汤：菠菜 100 克，植物油 5 克，食盐适量。

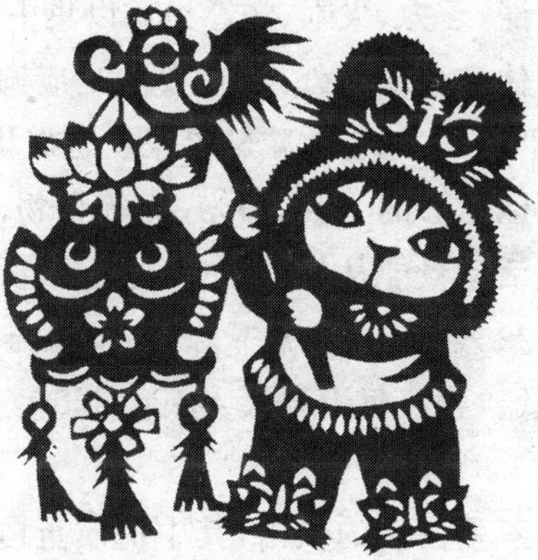

第五章　中、高考期间的饮食营养

一、中、高考前的饮食安排

一年一度的中、高考前，学生们大多处于紧张学习状态中，有可能出现头昏脑涨、乏力、失眠、注意力难以集中、学习效率下降等现象。除必要的休息和睡眠外，最重要的是应调整学生们的饮食结构，保持营养平衡，才能有效减轻紧张疲乏症状。

膳食中应保证足够的主食，即米、面等食物，以提供充足的糖类。因为脑细胞活动只能从糖类中获取热能，所以对血糖波动最敏感。如果主食摄入不足，血糖下降，人的思维会变得迟钝和混乱，学习效率降低。建议每天要摄入粮食 450 克左右，三餐都应有主食。

膳食中要注意蛋白质的供给，其中优质蛋白质应占蛋白质总供给量的二分之一。优质蛋白质在鸡蛋、瘦肉、动物肝脏、牛奶、豆类及豆制品等食物中的含量丰富。每天给予 90 克左右的蛋白质，并在三餐中较均匀的分配。

每天摄取的营养素中还要有各种维生素和无机盐，这些物质主要参与体内代谢，有利于脑细胞对氧的利用。新鲜的蔬菜和水果中含有丰富的维生素和无机盐，所以每天吃 500 克蔬菜、250 克水果对身体是非常有益的。

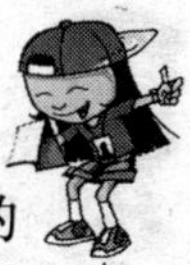

中、高考前，一日三餐都要合理搭配，早餐一定要吃好。有的学生不吃早餐或早餐质量较差，不能满足上午学习的需要，导致精力不充沛。早餐可以喝 1 杯牛奶，吃 1 个鸡蛋，再吃馒头、包子、粥、面包、面条等食品中的一二种，还可以进食 100 克左右的豆制品、小菜及鲜果汁等。总之，糖类和蛋白质要补充足，一定要满足每天身体的需求。午餐是学生一天中最重要也是最关键的一餐，能使学生上午紧张学习所消耗的热能得到营养补充，并为下午的学习准备热能。午饭时，要供给充足的热能和各种营养素，除了主食大米、面粉外，可给予富含优质蛋白的瘦肉、新鲜鱼、豆制品，以及富含维生素和无机盐的新鲜蔬菜和水果。尽量做到食谱内容丰富，饭菜味美可口。晚餐的热能应略少于午餐。一日三餐热能分配为早餐 30%，午餐 40%，晚餐 30% 较适宜。

二、中、高考期间的饮食安排

中、高考期间正值夏季，在气候炎热的条件下出汗较多。出汗不但流失大量体液，还消耗体内各种营养物质，尤其是消耗的无机盐类如不及时予以补充，可发生体液失调，代谢紊乱。同时，天热还影响消化功能，胃液分泌降低，加上睡眠不足，损耗津液，从而大大地减弱了食欲。因此，饮食上应以清补健脾，祛暑化湿为原则。可吃一些富含蛋白质的食物，如鱼类、豆制品、瘦肉、鸡蛋、牛奶，以及多吃些含维生素丰富的新鲜蔬菜、瓜果等，少吃油炸食品。不要暴饮暴食，以免加重胃肠负担，使大脑灵敏度降低，影响考试成绩。

中、高考期间的膳食安排，应在维持充足热能的基础上保证各种营养素的补充，如优质蛋白质、不饱和脂肪酸、维生素 A、维生素 C 等。饮食以清淡为主，注意饮食卫生。火锅、汤锅、凉拌菜、油腻和辛辣的食品在这段时间要尽量避免食用。下面是几点饮食建议。

1. **早餐要吃好** 早晨切不可空腹，否则容易发生低血糖出现晕厥现象。吃好早餐可供给大脑充足的热能，对保持旺盛的精力和较好的考试状态具有关键作用。早餐应有主食和富含蛋白质的食物，干稀搭配、主副食兼顾。主食可选择馒头、包子、油饼、烧饼、豆沙包、鸡蛋挂面、鸡蛋炒饭等；富含蛋白质的食物有咸鸭蛋、火腿、豆腐丝、煮黄豆、酱豆腐、煮花生仁、小葱拌豆腐、炒豆腐干等；稀的食物有牛奶、米粥、豆浆、鸡蛋汤、挂面、麦片粥等；小菜有拌胡萝卜丝、拌黄瓜、拌白菜丝、拌海带丝、炒青菜等。

2. **准备营养丰富的午餐** 午餐是考生一天中的主餐，上午体内的热能和各种营养素的消耗很大，午餐应该吃饱、吃好，可吃些肉类、鸡蛋等含热能较高的富含蛋白质的食物，为下午考试做好准备。因此午餐应摄入含有充足的热能和各种营养素的食物。例如，主食选择米饭、面条、馒头、芝麻酱花卷、白菜猪肉包子、红豆包、发糕等；炒菜选择炒猪肝、红烧鱼、虾皮烧油菜、芹菜肉丝、肉片柿子椒、白菜烧豆腐、莴笋炒肉、炒圆白菜、肉片烧豆角、炒胡萝卜丝、凉拌绿豆芽、酸辣白菜、肉末鸡蛋羹、白菜炒海带等；汤菜选择排骨冬瓜汤、虾皮白菜汤、黄豆芽肉片汤、三鲜汤、紫菜汤、番茄鸡蛋汤、鲫鱼汤等；粥类有小米粥、大米粥、玉米面粥、绿豆粥、莲子粥、山楂粥、丝瓜粥、肉末粥、鱼片粥等。

3. **适当调整晚餐的量** 晚餐量应与休息时间迟早有关，即使是睡眠较迟，也不要吃过多的食物，尤其是不应该吃油腻且不易消化的食物，以免导致消化不良，影响第二天的考试。科学家研究发现，晚餐不应吃得过饱，吃得过饱会使大脑反应迟钝，效率降低。可以吃 1～2 种主食，配上一些清淡可口的新鲜蔬菜及少量肉食即可。

4. **三餐之间可以加吃水果** 可选食西瓜、香蕉、梨等含有丰富维生素的水果，可促进食欲。在饮料上可选择橙汁、苹果汁、柠檬汁、番茄汁、葡萄汁、菠萝汁等。特别应多饮新鲜的蔬果汁，其富含多种维生素、糖类及无机盐。由于天热，不要过食冷饮，以免造成胃肠消化吸收功能紊乱，影响食欲。少喝对胃有刺激的碳酸饮料，应以喝白开水为最好。

中、高考这几天，还要特别注意饮食卫生，生吃瓜果要用开水烫洗或消毒；做凉拌菜时，要注意清洁卫生，调料中应加些醋和蒜泥，既可杀菌又能增加食欲。尽量不要在外面吃饭，也不要买小摊上的熟食。

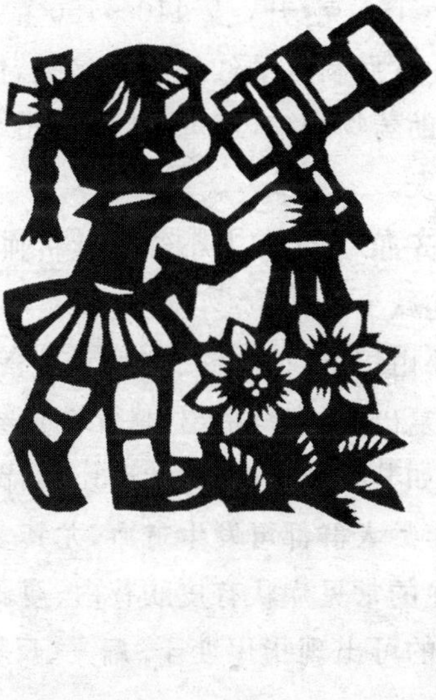

第六章 中小学生常见疾病的饮食治疗

一、营养性贫血

营养性贫血是由于人体某些营养素供给不足、吸收障碍或丢失等原因而不能满足需要，影响红细胞或血红蛋白的生成，使红细胞和血红蛋白量低于正常值而出现的贫血。正常人体的红细胞正常值：男(4.0～5.5)×10^{12}/升，女(3.5～5.0)×10^{12}/升。血红蛋白正常值：男 120～160 克/升，女 110～150 克/升。

如患有缺铁性贫血和巨幼红细胞性贫血，饮食营养治疗是必要的措施，用以辅助药物治疗，还可帮助患者了解合理的饮食营养方法，防止贫血复发。

1. **缺铁性贫血** 又称为小细胞性贫血，患者血液中的血红蛋白和红细胞均减少。

(1)病因：主要由于蛋白质、铁、维生素 C 等摄入不足，婴幼儿期较常见；以及反复出血，如痔疮出血、女性月经过多等；还有影响铁吸收障碍疾病，如萎缩性胃炎、胃大部切除、胃酸减少等。

(2)症状：各年龄人群都可发生贫血，尤其多见于婴幼儿、青春发育期少女。贫血的常见症状有皮肤苍白、瘦弱乏力、头昏、失眠、动则心慌气促，有的可出现指甲变干、扁平、反甲，皮肤干燥，毛发易脱落，还会出现口角炎、舌炎、记忆力差、食欲减退、腹胀、腹泻等。贫血儿童会发生异食癖、厌食现象，且对各种感染的抵抗力降低。

(3)饮食治疗方法：去除病因，按医嘱服用铁剂与维生素 C，2～3 个月为 1 个疗程。合理配膳，增加含铁丰富、铁吸收率高、富含维生素 C 及蛋白质的食物。在选食方面，除注意铁含量，还要注意铁的质量。食物中所含的铁按其化学组成可分为两种，一种是血红蛋白铁，存在于动物性食物中，如畜、禽、水产类的肌肉、内脏和血中，这种铁直接被肠黏膜上皮细胞吸收，在吸收过程中不受消化液和其他食物因素的影响，吸收率高。另一种称非血红蛋白铁，存在于植物性食物中，如谷类、薯类、豆类、蔬菜、干鲜水果等，以及蛋类和乳类所含的铁，这种铁在吸收过程中常受消化液和食物因素的影响，而且必须还原为二价铁后才易吸收，吸收率较低。在膳食中要增加蛋白质的供给量，按每日每千克体重 1.5 克供给。蛋白质是合成血红蛋白的原料，而且有些动物性蛋白质在消化过程中所释放的氨基酸和多肽可与非血红蛋白铁结合，形成可溶的、易吸收的复合物，有促进非血红蛋白铁吸收的作用。维生素 C 有促进非血红蛋白铁吸收的作用，因维生素 C 可将三价铁还原为二价铁。据观察，若膳食中添加维生素 C 可使铁的吸收率提高 5～10 倍。建议多吃新鲜蔬菜和水果，如夏季生食番茄，冬季生食心里美萝卜，除饮食供应外，还可补充维生素 C 片剂。

(4)注意事项：同时要注意减少抑制铁吸收的因素，鞣酸、草酸、植酸、磷酸等均有抑制非血红蛋白铁吸收的作用。茶中有鞣酸，在吃饭或服铁剂时勿饮浓茶；含草酸多的蔬菜如菠菜、蕹菜、茭白等，因草酸溶于水，食用前可将菜放沸水中略焯，然后捞出再烹制。

为了提高铁的吸收利用率，要合理安排饮食内容和餐次，最好在食谱调配中做到每餐均荤素搭配。

(5)缺铁性贫血一日食谱举例：食量及制作方法可根据自己的习惯。

①早餐。花卷，二米粥，煮鸡蛋，肉松。

②午餐。米饭，红烧牛肉，清蒸鲫鱼，小白菜汤，苹果。

③晚餐。米饭，芹菜炒肉丝，凉拌黄瓜，鸡血豆腐汤，橘子。

④加餐。赤豆红枣汤。

2. **巨幼红细胞性贫血** 又称营养性大细胞贫血，红细胞的减少比血红蛋白减少显著，贫血多较严重。

(1)病因：主要是由于缺乏维生素 B_{12} 及叶酸所致，常见于婴幼儿时期。叶酸和维生素 B_{12} 均为细胞核内 DNA 合成的必需物质。维生素 B_{12} 和叶酸在代谢过程中是以辅酶的作用促使核酸合成，为正常血细胞生成所必需。维生素 B_{12} 有维持中枢神经系统完整性的功能，叶酸为生成胃肠黏膜所必需的物质。维生素 B_{12} 缺乏症主要是由于黏蛋白(内因子)缺少或胃肠功能紊乱，影响吸收所致。

(2)症状：常见有舌炎、周围神经炎、腹泻、胃纳不佳等。

(3)治疗：主要是注射维生素 B_{12} 和口服叶酸，营养治疗作为辅助治疗。对病人加强护理，治疗同时存在的其他疾病。选择易消化，富含蛋白质、叶酸及维生素 B_{12} 的食物，如多选食动物肝肾、肉类、新鲜绿叶蔬菜、豆类及豆制品、橘子等。少食多餐，每日餐次以 5～6 次为好。

(4)巨幼红细胞性贫血一日食谱举例：食物量及制作方法可根据自己的食量和习惯。

①早餐。甜豆浆，小面包，蒸蛋羹，白米粥，酱豆腐。

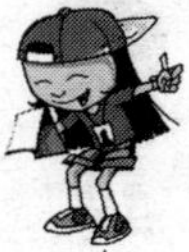

②午餐。猪肉小馄饨，猪肝羹，煮苹果。

③加餐。牛奶，蛋糕。

④晚餐。肉汤小面片加碎莴笋叶，芙蓉鸡片，香蕉。

⑤加餐。饼干，鲜橘汁 。

3. 贫血食疗方

猪肝菠菜粥

【原　料】 猪肝、小米各 100 克，菠菜 150 克，食盐、姜片、葱花各适量。

【制　作】 将猪肝切片；菠菜洗净，去根切段；小米淘净备用。先煮小米成薄粥，然后放入猪肝片和菠菜段，放葱花、姜片及食盐，煮至猪肝熟即可。

【服　法】 食粥、猪肝及菠菜，每日 1～2 次。

【功　效】 补肝养血，明目。用于肝阴血不足所致的贫血、夜盲症。

【宜　忌】 不宜食病猪的猪肝及变质的猪肝，泄泻者不宜食。

大枣糯米粥

【原　料】 羊胫骨 1 根，大枣 50 克，糯米 100～200 克，红糖适量。

【制　作】 将羊胫骨洗净，砸碎，煮汤取汁，再将洗净的糯米、大枣放入羊胫骨汤汁中煮粥，粥熟后加入红糖调味。

【服　法】 每日分 2 次温热食，连食 15～20 日。

【功　效】 益精血，补脾胃。适用于贫血、再生障碍性贫血、血小板减少性紫癜。

小米桂圆粥

【原　料】 桂圆肉30克，小米50～100克，红糖适量。

【制　作】 将小米与桂圆肉同煮成粥；待粥熟，调入红糖。

【服　法】 每日2次，空腹食。

【功　效】 补血养心，安神益智。适用于心脾虚损、气血不足、失眠健忘、惊悸等。

鸡肝小米粥

【原　料】 鸡肝1～2具，小米100克，味精、豆豉、生姜、食盐各适量。

【制　作】 将鸡肝洗净，切片或块；先煮小米，加入豆豉及生姜，后入鸡肝，煮熟后放入食盐、味精调味，稍煮即成。

【服　法】 每日分2次温热食。

【功　效】 补血养肝，和胃明目。适用于肝血不足所致的夜盲症等。

当归猪骨粥

【原　料】 当归15克，猪胫骨250克，大米100克，食盐少许。

【制　作】 先煮猪胫骨和当归，1小时后去渣取汤，加入淘净的大米煮至粥熟，加食盐调味即可。

【服　法】 每日2次，温热食。

【功　效】 补肝肾，强筋骨。适用于贫血、筋骨酸痛、妇女月经不调等。

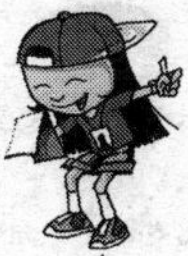

牛蹄筋粥

【原　料】 牛蹄筋、花生仁各50克，糯米50～100克。

【制　作】 将牛蹄筋、花生仁、糯米洗净，牛蹄筋切成小块，与糯米、花生仁一并放入沙锅，加水适量，煮至牛蹄筋及花生仁熟烂、米熟汤稠即可。

【服　法】 食粥、牛蹄筋及花生仁。

【功　效】 补气养血。适用于贫血及白细胞减少。

黄芪羊骨粥

【原　料】 羊骨1 000克，黄芪30克，大枣19枚，粳米100克，食盐、葱白、生姜各适量。

【制　作】 羊骨打碎，与黄芪、大枣入沙锅，加水煎汤，取汤代水，加粳米煮粥，待粥将熟时，加入食盐、生姜、葱白，煮2～3沸即可。

【服　法】 温热空腹食，10～15日为1个疗程。宜于秋冬季食用。

【功　效】 补肾气，强筋骨，健脾胃。适用于血小板减少性紫癜、再生障碍性贫血等。

豆芽猪血汤

【原　料】 黄豆芽、猪血各250克，黄酒及调料各适量。

【制　作】 将黄豆芽去根，洗净；猪血划成小方块，用清水漂洗备用。锅内加油烧热，爆香蒜蓉、葱花、姜末，下猪血块并烹入黄酒，加水煮沸，放入黄豆芽煮熟，再调入味精、食盐即可。

【服　法】 随意食用。

【功　效】 润肺补血。适用于血虚头晕及缺铁性贫血。

大枣木耳汤

【原　料】 黑木耳15克，大枣15枚，冰糖适量。

【制　作】 将黑木耳、大枣用温水泡发后放入小碗中，加水和冰糖，再将碗放置蒸锅中蒸1小时。

【服　法】 每日2次，食大枣、木耳，喝汤。

【功　效】 清热补血。适用于贫血。

二、碘缺乏

1. **症状**　碘是人体不可缺少的一种营养素，是合成甲状腺激素的主要原料，成人每人每日需要量为150～200微克。青春期对甲状腺激素的需要增加，当碘摄入不足时，机体会出现一系列的障碍，称之为碘缺乏病。由地区性缺碘引起的甲状腺激素不足，反馈性地使垂体分泌促甲状腺素(TSH)增加，促甲状腺素长期过多地分泌，可使甲状腺组织增生肿大，造成地方性甲状腺肿。严重缺碘可使胎儿与儿童生长发育落后，造成地方性克汀病，表现为大脑发育障碍、聋哑、运动障碍、性发育迟缓、体格矮小及软组织发育滞后等。

2. **碘缺乏的防治**　采用碘化食盐是较好的预防方法。目前认为，碘酸钾是一种良好而稳定的添加剂，可按人们每日的平均食盐摄入量，在每千克食盐内均匀加入20～40毫克的碘，成人每日摄入量约为150微克。碘加入食盐后，不会改变食盐及食物的味道，因人体食盐摄入量相对比较稳定，因而不会摄入过多的碘。特定地区和人群补充碘时，特别是幼童，可给予碘化油。碘化油可有效防治地方性甲状腺肿，可以缓慢地、长期地释放碘，以持续供应甲状腺合成甲状激素。

平时也可从食物中摄取碘，如昆布、紫菜、海带含有大量的碘，海鱼和贝类也含有较高的碘。

三、胃 炎

胃炎是指由于各种原因引起的胃黏膜的炎症，临床上分急性胃炎和慢性胃炎。

1. **急性胃炎** 是由于食入不洁食物中的细菌或某些毒性物质使胃黏膜发生病变。

(1)症状：往往起病急，症状重，多有上腹部不适、疼痛、恶心、呕吐等临床表现。

(2)饮食治疗：大量呕吐者应暂时禁食，去除致病因素对胃黏膜的刺激，可给予输液治疗。病情略好转时，宜少量、多次喝水，每次 100 毫升，缓解脱水现象和加速毒素排泄。能进食者，以流食为主，使胃部得到充分休息。开始进食时先给予米汤、藕粉、淡茶水等，逐步增加牛奶、蛋羹、蛋汤等，如有肠炎则禁用牛奶。待病情好转后，吃薄面片等半流食或软饭，每日 5～7 餐，每次食量不宜过多。少吃高脂肪易胀气食物，以减轻胃的负担。

2. **慢性胃炎**

(1)症状：是由于多种因素引起的，主要症状有食欲不佳，中上腹有饱胀或疼痛感，伴有嗳气、恶心、呕吐等，有的还有贫血、舌炎等表现。

人们常说，“人食五谷杂粮，孰能无疾”。而饮食入口，首先容纳的就是胃。胃具有对食品的贮存、消化和运送功能，所以饮食不洁是引起胃病的重要因素。慢性胃炎是一种十分常见的消化道疾病,以胃黏膜的非特异性炎症为主要改变,可分浅表性胃炎、萎缩性胃炎、肥厚性胃炎,临床表现为上腹部闷胀、疼痛、嗳气频繁、反酸、食欲缺乏、腹泻、消瘦等症状。

(2)饮食宜忌:由于慢性胃炎的发病多由饮食因素引发。因此,养成良好的饮食习惯是防治胃炎的关键,这也是与其他疾病不同的地方。如果进食时做到以下几点,对慢性胃炎的治愈是非常有益的。

①进食宜细嚼慢咽,可以减少粗糙食物对胃黏膜的刺激。使食物与唾液充分混合,发挥唾液的功能。应少量多餐,以减少胃的负担。

②饮食应有节制,切忌暴饮暴食及食无定时。

③注意饮食卫生,杜绝外界病原对胃黏膜的侵害。

④尽量做到选食较精细、易消化、富有营养的食物。

⑤饮食宜清淡,不食肥、甘、厚、腻、辛辣等食物。食物宜清淡、无刺激性、易消化。因油腻食物如肥肉、奶油、油煎食物易延缓胃排空,增加饱胀感;刺激性食物如辣椒、洋葱、咖喱、胡椒粉、芥末、浓咖啡等不利于胃黏膜炎症的恢复,应禁食。还要忌烟、禁酒。

对于较严重的慢性胃炎,特别是萎缩性胃炎仅注意饮食是不够的,应配合适当的中西药治疗。

食物中供给的热能和各种营养素要充足,达到营养平衡,维持和促进机体健康。如已出现贫血或营养不良者,可在饮食中增加富含蛋白质和铁的食物,如瘦肉、鱼、鸡和动物内脏,并注意补充维生素 C 和 B 族维生素。

(4)胃炎饮食治疗一日食谱举例

①早餐。白米粥 50 克,馒头 75 克,煮鸡蛋 1 个。

②加餐。甜牛奶 250 克。

③午餐。米饭 100 克，清蒸鱼 100 克，粉皮烩冬瓜 75 克。

④晚餐。煮挂面 125 克，炒豆腐干 50 克，加猪瘦肉末、青菜嫩叶各适量。

⑤加餐。甜豆浆 300 克。

四、腹 泻

腹泻是一种较常见的消化道症状。腹泻可分为急性和慢性两种。

1. **急性腹泻饮食治疗** 急性腹泻期可暂时禁食，减少对肠道的刺激，使肠道完全休息。必要时静脉输液以补充体内丢失的水分及电解质。不需禁食者，发病初给予清淡流质饮食，如米汤、果汁、薄面片汤等。病人早期禁食牛奶、蔗糖等易产气的流质饮食。排便次数减少，症状缓解后，可给予低脂少渣、易消化的流质或半流质饮食，如大米粥、藕粉、烂面条、面片等。腹泻停止后，可吃低脂少渣半流质饮食或软饭，如面条、粥、馒头、瘦肉末等。宜少量多餐，以利消化，逐渐过渡到普通饮食。治疗期间注意适当多饮用鲜橘汁、果汁、番茄汁、菜汤等，以补充 B 族维生素和维生素 C。

腹泻病人禁酒，忌吃肥肉、粗纤维多的蔬菜、生冷瓜果、油脂多的点心、冷饮等。

2. **慢性腹泻饮食治疗** 慢性腹泻病程长，常反复发作，影响食物消化吸收。

(1)治疗原则：为改善营养状况，应给予高蛋白、高热能膳食，采用饮食逐渐加量的方法。可选用瘦肉、鸡、虾、鱼、豆制品等。要注意限制脂肪，每天食入脂肪不超过 40 克，过多则不易消化而且加重胃肠负担，刺激胃肠蠕动，加重腹泻。要限制植物油的摄入，烹调方法应以蒸、煮、烩、氽、烧等为主，禁用煎炸、爆炒、滑熘等，还要注意吃少渣膳食，如细挂面、粥、烂饭等，因粗纤维多的食物能刺激肠蠕动，使腹泻加重。当腹泻次数多时最好不吃或少吃蔬菜和水果，可给予鲜果汁、番茄汁用以补充维生素。

(2)低脂、少渣、半流质一日食谱举例

①早餐。大米粥100克，煮鸡蛋1个。

②加餐。糖藕25克。

③午餐。小面片100克，清蒸鱼片100克，鸡蛋羹1个。

④晚餐。大米粥125克，肝末50克。

⑤加餐。豆腐脑250克。

五、肺结核

1. **病因** 肺结核是由结核杆菌引起的一种慢性传染病。其传播途径主要是呼吸道传染，肺结核活动期病人咳嗽、打喷嚏、大声说话时喷出带有结核菌的飞沫散播于空气中，健康人吸入就易受到结核菌感染。结核菌感染后不一定都发生结核病，主要受到两种因素影响，即受到感染结核菌毒力的大小和身体抵抗力强弱的影响，如果结核菌毒力大而身体抵抗力弱者，则容易发生结核病。幼儿和青春发育期的青少年，营养不良、尘肺、糖尿病患者，胃切除术后或长期使用免疫抑制剂的人感染结核菌后容易发病。艾滋病病毒感染者因免疫缺陷而致抵抗力下降，一旦感染结核菌则极易发生结核病。

2. **症状** 肺结核病的症状主要根据人体的反应性和病变性质、范围而改变。身体免疫力强，病变范围小，病情不重，其症状就不典型，有时只有轻微的“感冒”症状，往往被忽视而失去早发现、早治疗的良机。身体免疫力差，病情较重者，症状就比较明显。结核杆菌的毒素可引起乏力、倦怠、食欲缺乏、盗汗、女生月经不调等全身中毒症状。由于结核杆菌在肺部可引起肺组织损害，所以可出现咳嗽、咳痰(为少量黏液痰或脓痰)、胸痛，特别是在呼吸和变换体位时较明显。肺结核还常见咯血症状，约有一半的病人有不同程度的咯血。肺组织损害较广泛时可出现呼吸困难。

由于人民健康水平的提高，肺结核病的症状和反应越来越不典型。在日常生活中，只要出现咳嗽、咳痰 2 周以上，或有咯血，应及时到结核病防治所或专科医院去检查、确诊。

结核病是由结核杆菌引起的慢性传染病，治疗要从整体出发，在正规使用抗结核药物的同时，给予营养治疗可使患者得到充足的热能和营养素，以满足结核病灶修复的需要，并增加机体抵抗疾病的能力。

3. 营养治疗原则

(1)给予高热能饮食：结核病是慢性消耗性疾病，热能需要超过正常人，一般要求达到每千克体重供给 126 千焦(30 千卡)，全日总摄入量为 8 400 千焦(2 000千卡)左右。运动量大的高年级男生每千克体重 167 千焦(40 千卡)，全日 10 042 千焦(2 400 千卡)左右。

(2)给予高蛋白饮食：因病人蛋白质消耗增多，而蛋白质是组织修复的重要营养素，所以摄入高蛋白饮食有益于病灶愈合，病体康复。结核病患者每日蛋白质摄入量应为每千克体重 1.2～1.5 克，即每日的总摄入量为 80～100 克，其中优质蛋白质应占总蛋白质的 50%以上。

(3)注意补充维生素：应重点补充维生素 A、维生素 D、维生素

C和B族维生素。维生素A能增强机体免疫力,维生素D能促进钙吸收,维生素C有利于病灶愈合和血红蛋白合成,B族维生素有改善食欲的作用,其中维生素B_6可治疗由于使用异烟肼治疗结核而引起的不良反应。平时饮食中的新鲜蔬菜水果是维生素C的主要来源,乳、蛋、动物内脏等食品含维生素A丰富,酵母、花生、豆类、瘦肉等富含维生素B_6。

(4)注意补充钙和铁:钙是结核病灶钙化的原料,牛奶含钙丰富,患者每日应饮牛奶250~500毫升。

(5)结核病饮食禁忌:结核病患者禁止饮酒。饮酒能使血管扩张,加重患者咳嗽、咯血等症状。

(6)肺结核饮食治疗一日食谱举例:食物量及制作方法可根据自己的食量和习惯。

①早餐。甜牛奶,豆沙包,煮鸡蛋。

②午餐。大米饭,番茄炒肉片,沙锅豆腐(豆腐、鸡肉、海米等),炒芹菜,苹果。

③加餐。甜牛奶,饼干。

④晚餐。猪肉白菜馅水饺,菠菜汤,橘子。

六、营养缺乏

1. **病因** 正常人体所需的营养素摄入过多或摄入不足,均会导致营养不良。由于生活水平的提高,营养不良现已很少发现,但散在的、个别的营养素缺乏依然存在,如偏食可引起某种营养素缺乏,因加工烹调不合理而破坏食物营养素。此外,胃肠疾病、食欲缺乏、神经性厌食、口腔颌面手术后等原因会导致继发性的食物摄入不足,引起营养缺乏。目前,很多疾病的发生与膳食有关,如佝偻病、骨质软化症、骨质疏松症、缺铁性贫血、缺碘性甲状腺肿，以及维生素 A、维生素 B_1、维生素 B_2、维生素 C 缺乏症。

2. 营养缺乏的饮食治疗原则

(1)针对病因治疗：要尽量排除影响摄入的因素，以利于补充足够的食物和营养素。治疗所用食物的量要适宜，应根据临床症状和生化检查结果做决定。同时不能只考虑缺乏哪种营养素，就只补充哪种营养素，应全面地从营养素平衡的关系去考虑制订治疗方案。治疗时还要循序渐进，使胃肠道和其他器官的功能逐渐恢复。饮食治疗时应充分利用食品，配制适合疾病的各种治疗饮食。总之，要使病人恢复到具有合理营养状况的水平。

(2)高热能高蛋白一日食谱举例：食物量及制作方法可根据自己的食量和习惯。

①早餐。甜牛奶，枣泥糖包，煎鸡蛋。

②午餐。米饭，红烧牛肉胡萝卜，芹菜炒豆腐干。

③加餐。苹果。

④晚餐。小米粥，花卷，木须肉，白菜烩豆腐。

⑤晚加餐。牛奶。

七、肥　胖

1. 病因　肥胖是以体内含有过多的脂肪组织为特征的一种疾病。肥胖是指人体脂肪组织过度增加，脂肪细胞数量增多和(或)体积增大，使全身或局部的脂肪组织与其相应组织的比例异常增加，表现为体重超过正常标准并由此引起的一系列不良临床体征。

儿童肥胖是成年后肥胖和心血管疾病发病率高的危险因素。

其在儿童期就造成心肺功能损伤，肌肉有氧代谢能力减退，学习效率低，运动能力低下。专家发现，22%肥胖儿童患高血压，16.8%有糖耐量异常。肥胖儿童发生心理障碍的可能性较大，其中青少年期是最危险的阶段。

2. **肥胖的测定**　通常我们用标准体重来评价消瘦或肥胖，超过标准体重属于肥胖，低于标准体重属于消瘦或营养不良。体重、体脂比例的分布是确定肥胖、消瘦和正常体重的常用指标，常用的有人体测量法、物理测量法和化学测量法。人体测量包括身高、体重、胸围、臀围、肢体的围度和皮褶厚度等测定，对不同人群可根据当地条件和研究目的选择不同方法。下面重点介绍人体测量法。

(1)身高体重法：这是判断人体肥胖和消瘦最简单、实用的方法。测量指标如下：

①体质指数(BMI)。也称身体质量指数或体重指数。公式为：体质指数(BMI) = 体重(千克)/身高(米)^2。

②肥胖度(OD)。公式为：肥胖度(OD) =(BW_X-BW_S)/$BW_S\times100\%$。公式中 BW_X 为实测体重，BW_S 为理想体重或标准体重。一个人的理想体重值与其身高存在着一定的函数关系，可用公式表示出来。多用布洛卡(Broca)公式、布洛卡改良公式和琼斯(Jones)公式。

布洛卡公式：身高在 165 厘米以下，标准体重(千克) =身高(厘米)−100；身高在 165 厘米以上，标准体重(千克) =身高(厘米)−100。

布洛卡改良公式：参考体重(千克) =身高(厘米)−105。

琼斯公式：6 ～14 岁，标准体重(千克) =身高(厘米)−100−[身高(厘米)−125]/2；14 ～18 岁，标准体重(千克) =身高(厘米)－110 －[身高(厘米)－125]/2。

(2)测身体质量指数：目前，用于测定标准体重最普遍与最重要的方法是测定身体质量指数(Body Mass Index 简称 BMI)。例如，一名男性少年，体重 65 千克，身高 1.68 米，则其 BMI 为 $65 \div 1.68^2 = 23$。

很多营养学家提出理想的 BMI 范围为 23～25。可将 BMI 分为正常值，一级危险值，二级危险值，三级危险值。正常值的范围应为 18.5～25，一级危险值为 17.5～18.5 及 25～30，二级危险值为 16～17.5 及 30～40，三级危险值为 16 以下与 40 以上。达到三级危险值，患病的几率就很高。

同时，在这里介绍一种简便计算标准体重的方法：标准体重(千克)＝身高(厘米)－105。大于标准体重 10％称超重，大于 20％ 称肥胖。

肥胖是高血压、冠心病、动脉粥样硬化、高脂血症、糖尿病、胆石症、痛风、骨性关节炎等疾病的诱发因素。那种认为肥胖是“富态”、是身体好的认识是不正确的。

3. **儿童、青少年肥胖的饮食治疗原则** 肥胖是长期热能摄入量超出人体需要量所致，治疗必须控制热能摄入和增加热能消耗，彻底纠正高热能、高代谢状况。饮食治疗原则是坚持以足够的时间限制总热能，限制脂肪，限制糖类，限制食盐和含嘌呤食物，蛋白质的合理应用。

治疗时，热能限制要逐渐降低摄入，辅以适当体力活动，增加热能消耗。轻度肥胖者，按每月减轻体重 0.5～1.0 千克为宜(美国卫生部和农业部明确指出，不要企图过快的减轻体重，每周体重稳定下降 0.5～1.0 千克是安全的)，即每天减少 0.53～1.05 兆焦(125～250 千卡)热能为宜。中度肥胖者每周体重减少 0.5～1.0

千克为宜，即每日进食总热能控制在5.04兆焦(1 200千卡)以内。重度肥胖应严格控制热能，但每人每天的饮食至少要供给热能4.20兆焦(1 000千卡)。

儿童、青少年肥胖者进行减肥治疗时，一定要注意生长发育的需要，做到营养平衡。在限制热能的摄入范围内，合理安排饮食。

脂肪供给量应降低，占总热能的20%～25%为宜，饮食中忌用油脂食物，烹调用油要控制在每日10～20克。

蛋白质供给应充足，因为要满足青少年生长发育的需要，每日每千克体重(标准体重)1克以上，占总热能比值的15%～20%。其中至少应有50%的蛋白质为优质蛋白，即来自肉、蛋、乳及豆制品。完全素食对儿童和青少年健康不利，过多的蛋白质则易使热能摄入增加。

糖类摄入可适当减少，所供热能应占总热能的45%～60%，摄入糖过多在体内容易转变为脂肪，过少则易导致酮症。一般谷类主食为糖类的主要来源，每日控制在150～250克。

无机盐、维生素的供给应充分，主要来源是新鲜蔬菜(尤其是绿叶蔬菜)。蔬菜含膳食纤维和水分较多，属低热能食物，有充饥作用。注意饮食不宜过咸，为了减少水在体内的潴留，应限制食盐用量，每天不应超过6克。

4. 儿童、青少年肥胖的饮食治疗方法

(1)首先要养成良好的饮食习惯：一日三餐定时定量。不吃早餐不利于健康和学习，而且只进食两餐更易出现饥饿感，其结果反而会造成饮食过量。晚餐吃得过多、过饱易促进体内脂肪合成，容易更加肥胖。

(2)注意食物的烹调方法：食物以汆、煮、拌、卤等方法为主，减少烹调油用量。

(3)吃饭时要细嚼慢咽:使食物与唾液充分混合,有利于消化。可通过延长用餐时间,达到吃较少的食物也能饱腹的效果。可先吃些低热能的菜肴,如拌芹菜、拌菠菜、炒豆芽、煮白菜等,再吃主食。

(4)平时尽量少吃零食、甜食,少喝含糖饮料:因为很多零食含热能高,如每100克花生仁、核桃仁、瓜子仁、巧克力可产生热能2.1兆焦(500千卡),相当于吃了150克主食。

(5)肥胖饮食治疗:低热能平衡膳食是最常用的而且较安全的减肥膳食,只要合理搭配食物必然会取得好的效果,下面是饮食治疗要点。

①控制热能总摄入量。在原有饮食基础上,每天减少主食100克,再减少烹调用油15克;或每天减少主食50克,再减少肉食(或花生、瓜子等)100克,这两种方法可在1周内减轻体重约0.5千克。

②选择不容易发胖,含热能较低,含蛋白质、维生素、无机盐较高的食物,如米、面、粗粮、黄豆及其制品、豌豆、扁豆、绿豆等,鱼、禽、兔肉,鸡蛋、鸭蛋,以及各种绿叶蔬菜和富含维生素C的水果。还有蘑菇、香菇、海带等。为了减少烹调用油(每天用量20克以下),少用或不用煎炸等烹调方法,多用清炖、煮、清蒸等方法,忌用油腻食品。

③以下食物容易发胖,含热能较高,可限制使用或尽量不食用。肉食,如肥畜肉;零食,如瓜子、松子、花生、核桃等含热能高;甜食,如糕点、糖果、巧克力、冰淇淋、饮料等,含人体吸收快的小分子单糖或双糖,容易使体内摄入热能过多,应尽量不用。

④进餐时,可先吃菜、喝汤,后吃饭,并注意细嚼慢咽。

⑤多食粥,多喝汤,多饮水,清晨起床后空腹喝1杯白开水,一

天喝6～8杯水。

⑥切忌边看电视边吃零食，忌劝食、劝酒，忌吃饱后立即睡觉。

⑦运动后不要吃高脂肪膳食，否则反而会增加体重。

⑧每周称一次体重，根据体重变化和自我感觉来不断调整食谱，计划食物摄入量和运动量。

⑨青少年减肥更应重视体育锻炼。节食能减少热能摄入量，加强体育锻炼能增加热能消耗量，是减少体内脂肪、减轻体重的有效方法。通过体力劳动或运动，既促进脂肪的分解，又可节省氨基酸和促进肌蛋白合成，达到保持肌肉组织、减少脂肪组织的要求。体育锻炼贵在坚持，如每天以平常速度走路1小时，可消耗热能1 255～1 464千焦(300～350千卡)，坚持一个月，体重可减轻约3千克。锻炼的方式有打球 、跑步、游泳、爬山、跳绳等，甚至上下楼梯也是一种锻炼方法。运动应以每次消耗热能1 255～2 092千焦(300～500千卡)为宜，且运动强度要循序渐进，并结合个人的具体情况，合理安排锻炼内容。有心血管并发症者，应在医生指导下慎重选用运动方式。

⑩减肥的关键在于坚持。减肥效果不能依一时的体重减轻而定，在于长期维持正常体重。若减低体重后，马上放松饮食控制，又不爱活动，体重很快又会增长，再要降低更不容易。只有明白减肥的意义，树立信心，长期坚持体育锻炼和合理饮食，才能巩固疗效。青少年可以采取记日记的方式，把每天的进食量、锻炼的运动量和自己的身体感觉、心得体会记录下来，并定期测量体重，调整一个最适合自己的方案，坚持下去，就会发现体重已逐渐减轻，肌肉逐渐结实，健康而充满自信。

另外，国内某医院的减肥门诊有个“四个一”治疗方案可以借鉴。第一是让减肥者每天记一篇日记，记录自己每天摄入的食物，以便于医生指导并调整；第二是控制晚餐，做到不吃主食，只吃蔬菜，饿了再吃点水果，临睡又饿了，再喝一杯牛奶；第三是在医生指导下选服一种适合自己的减肥药；第四是做好坚持减肥一年的准备。专家们认为，任何操之过急的减肥方案都是不安全或是不可信的，最理想的减肥速度是一年降低体重10%左右。

(6)减肥一日食谱举例：下列食谱的热能约5.04兆焦（1 200千卡）。

①早餐。小米粥50克，煮鸡蛋1个，拌黄瓜50克。

②午餐。大米饭75克，瘦肉炒豆腐干50克，炒柿子椒50克，拌番茄150克，植物油10克。

③晚餐。大米饭50克，氽瘦肉丸冬瓜100克，炒苋菜150克，植物油10克。

八、神经衰弱

神经衰弱是指大脑长期处于紧张状态和精神压力，从而产生精神活动能力减弱的一种疾病。

1. 症状 其主要特征是精神易兴奋和脑力易疲劳、睡眠障碍、头痛，伴躯体不适症状。病程多迁延，症状时轻时重，病情波动常与心理因素有关。脑力劳动者占大多数，不少青少年学生有此症状，男女无显著差异。

失眠的临床表现不一，可有难以入睡，睡而易醒，时睡时醒，甚至彻夜不眠等；常有醒后不易再睡及睡眠浅而多梦，睡眠后仍感疲乏等。

2. 饮食原则 饮食宜清淡，少食油腻，忌浓茶、咖啡等，晚餐不宜过饱。

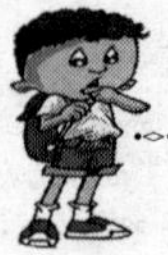

3. 神经衰弱食疗方

莲百炖猪肉

【原　料】 莲子30克，百合30克，猪瘦肉250克，料酒10克，食盐3克，味精2克，葱段10克，姜片10克，猪油25克，肉汤适量。

【制　作】 将莲子用热水浸泡至发胀，去皮、心；百合去杂，洗净；猪瘦肉洗净，切块，下沸水锅中汆去血水，捞出洗净。锅烧热加入猪油，煸香葱段、姜末，加入猪肉块煸炒，烹入料酒，煸炒至水干。注入肉汤，加入食盐、味精、莲子及百合，武火烧沸，撇去浮沫，文火炖至肉熟烂，捡去葱、姜即成。

【服　法】 每日食1次。

【功　效】 莲子与百合均为补脾胃、润肺养心、滋肾的天然高级滋补品。其中莲子能交通心肾，百合能清心泄降，配以补虚的猪肉组成滋补菜肴。常用于失眠多梦、脾胃虚弱、肺燥干咳等症。

五圆鹌鹑蛋

【原　料】 鹌鹑蛋350克，桂圆25克，白莲子100克，荔枝干150克，黑枣25克，枸杞子6克，冰糖60克，食盐2克，鸡油10克。

【制　作】 将莲子、桂圆、黑枣、枸杞子、荔枝干用温水洗净，鹌鹑蛋煮熟；蒸钵内注入适量水，下冰糖、食盐、桂圆、枸杞子、黑枣、荔枝干、莲子及鹌鹑蛋，上笼蒸30分钟，滗出原汁，并把鹌鹑蛋等原料转装平盘中，原汁勾芡，放入鸡油，淋在鹌鹑蛋上。

【服　法】 每日食1次。

【功　效】 开胃益脾，养心安神。适用于心血不足之心悸、失眠、健忘。紧张比赛或考试前食用，可帮助稳定情绪。

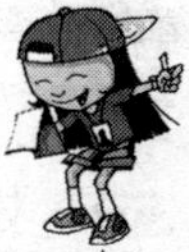

大枣银耳汤

【原　料】 银耳10克，大枣15克，白糖15克。

【制　作】 将银耳、大枣洗净，在锅中用文火煨至熟烂，吃时加入白糖即可。

【服　法】 每日早晚各1次，连食1周。

【功　效】 养阴补血，安神。适用于心阴虚心血不足引起的神经衰弱、失眠。

枣仁百合汤

【原　料】 生酸枣仁15克，熟酸枣仁15克，百合30克。

【制　作】 先将生、熟酸枣仁加适量清水煎煮，去渣，再加入百合煮至熟即可。

【服　法】 食百合，饮汤。

【功　效】 镇静安神，清心养血。主治失眠。

九、痤　疮

痤疮是因皮肤皮脂腺管堵塞，致使皮脂腺外流不畅而引起毛囊皮脂腺的慢性炎症。痤疮又称“青春痘”，多见于青春期青少年，青春期过后大多可自愈。痤疮多发生于面部，其次为胸、背部，可形成丘疹、脓疱或囊肿。青春发育期易发生痤疮，如果不注意面部清洁，自行挤压脓头，会造成感染和皮肤损害等。

1. **病因**　现代医学认为，痤疮的发病主要是因为青春期性激素分泌亢进，刺激皮脂腺分泌过盛，使皮脂腺毛囊口阻塞形成脂栓，继发细菌感染而引起。饮食结构的变化也是诱发痤疮的重要因素。如果吃很多甜食及油腻的食物，皮肤的皮脂分泌量就会增加。有的化妆品也可诱发痤疮，因其所含物质会阻塞毛孔，形成粉刺，尤其是含有矿物油、碘化物或溴化物的化妆品应尽量不用。此外，痤疮的发生还与气候等因素有关，干燥、炎热的气候使皮脂分泌过盛，快节奏的现代生活使精神压力大、情绪紧张，环境的污染和经常接触煤油、焦油、润滑油等，都有可能诱发痤疮。

2. **治疗**

(1)一般治疗：青少年如果患痤疮，不用过分忧虑和紧张。如果病情轻，只要注意保持皮肤清洁，经常用温水、硫黄皂清洗面部，并注意不要用力摩擦，吃一些清淡的饮食，很快会痊愈。如果病情较重，就需要进行适当的治疗。可口服维生素 B_2、维生素 B_6 和维生素 A，还可按医嘱使用小剂量抗生素治疗，局部用药可选用硫黄搽剂，有一定的消炎、杀菌、去除粉刺和防止继发感染的作用。同时避免使用含油脂较多的化妆品和长期服用含碘药物及糖皮质激素类药物等。平时禁止用手挤压和刺激患处，以免引起继发感染。

(2)饮食治疗方法：饮食要清淡，多饮水，避免大便秘结。少食糖果和甜食，不吃高脂肪及辛辣、刺激性食物，不饮酒。注意摄入充足的维生素 A，同时可适当补充锌。因为维生素 A 缺乏时会导致毛囊角化，堵塞皮脂腺管。锌缺乏时可出现皮肤粗糙、上皮角化，而且锌与维生素 A 代谢有关，可维持血浆维生素 A 的正常浓度。

热能的供给可按正常需要给予。高蛋白饮食有利于保持皮肤代谢和毛囊角化正常，减少黑头粉刺及脓疱的产生。每天可给予蛋白质饮食 100～150 克，同时应减少脂肪的摄入，因为脂肪可增加皮脂排出，使痤疮加重，每天给予脂肪饮食 50 克即可。还应供给富含维生素的食物，如吃新鲜的蔬菜和水果。供给维生素 A 可

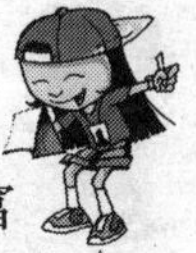

以减少皮脂腺分泌，纠正毛囊皮脂腺角化异常，防止毛囊堵塞。富含维生素 A 的食物有胡萝卜、豆制品、鸡肝、鸡蛋、牛奶等。同时可多吃一些含维生素 B_6 的食物，如麦芽、青豆、豌豆等。适当补充含锌的食物，如动物肝、瘦肉、禽类、坚果类等。少食含碘高的食物，如海带、紫菜等海产品，以避免毛囊口角化和堵塞。平时应少吃甜食，以免使体内的脂肪异生作用加强及皮脂腺的排泄量增加，使痤疮增多。

3. **痤疮食疗方**

绿豆苡仁汤

【原　料】 薏苡仁、绿豆各 15 克，甜杏仁 9 克，玫瑰花 9 克，红糖适量。

【制　作】 玫瑰花用纱布包好；甜杏仁用沸水浸泡去皮；薏苡仁、绿豆洗净。将以上原料放入锅内，加适量清水煮至薏苡仁、绿豆熟烂，捡去玫瑰花，加入红糖即成。

【服　法】 每日 1 次，食用。

【功　效】 活血化瘀，消除粉刺。适用于痤疮。

萝卜芹菜汁

【原　料】 胡萝卜 1 个，芹菜 150 克，小洋葱 1 个。

【制　作】 将芹菜、胡萝卜、小洋葱洗净后榨成汁。

【服　法】 每日早晨空腹饮。

【功　效】 清热解毒，利尿。适用于痤疮。

【宜　忌】 忌食油腻、煎炸及辛辣刺激性食物。

雪梨菜汁

【原　料】 芹菜 100 克，小番茄 1 个，雪梨 150 克，柠檬 1/5

个。

【制　作】 先将芹菜、小番茄、雪梨洗净后放入搅拌器中搅汁，柠檬挤汁调匀即可。

【服　法】 每日1次，饮用。

【功　效】 清肺凉血。可辅治痤疮。

桑薄萝卜番茄饮

【原　料】 桑叶、薄荷各10克，萝卜、番茄各100克。

【制　作】 将桑叶、薄荷水煎取汁；将萝卜、番茄切碎，绞取汁液，两汁和匀即可。

【服　法】 每日分3～4次饮。

【功　效】 清热凉血，疏散风热。适用于寻常痤疮。

山楂麦芽陈皮饮

【原　料】 生山楂15克，大麦芽15克，陈皮6克，冰糖适量。

【制　作】 4味加水煎汤。

【服　法】 每日1剂，分2次饮。

【功　效】 适用于脾虚痰湿型痤疮。

贝母桃仁大米粥

【原　料】 荷叶半张，贝母、桃仁、山楂各10克，粳米60克。

【制　作】 将前4味水煎取汁，入粳米煮粥即可。

【服　法】 每日1剂，连食30日。

【功　效】 适用于结节性、囊肿性痤疮。

山楂芦根茶

【原　料】 生山楂30克，芦根30克，冰糖适量。

【制　作】 3味共加水煎煮。

【服　法】 每日2剂，代茶饮。

【功　效】 适用于肺胃积热型痤疮。

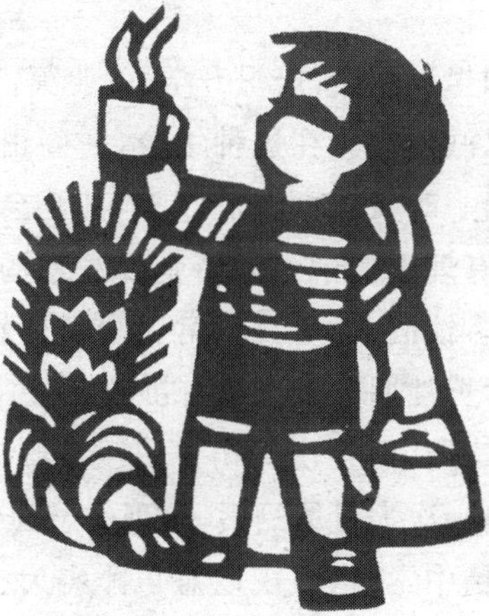

第七章　不良生活习惯对人体的危害

一、饮酒与酒精中毒

逢年过节和生日聚会，庆祝升学、就业等，亲朋好友聚在一起，自然免不了要以酒助兴。在这种场合，一些正处在生长发育期的中学生往往会因一时兴奋而饮酒过多，甚至会喝醉。这正是作为家长、作为一个有理智的中学生特别要注意的时候。应为健康而三思，千万不要多饮酒，更不要喝醉。喝酒虽然有助于活跃气氛，但要适量。通常男性朋友聚会常有拼酒，往往酒喝得多，饭菜吃得很少，营养素不均衡，而且伤又伤身，甚至造成急性酒精中毒。急性酒精中毒是指一次大量饮酒后，出现的急性中毒状态（又称酒醉状态）。急性酒精中毒时，表现以意识障碍为主，可引起人体多脏器损害，出现神经、精神症状，甚至违法行为。

1. **症状**　有研究表明，饮酒后一小时血液中酒精浓度达到顶峰，一个半小时约 90% 的酒精被机体吸收。当饮酒者每 100 毫升血液中含有 50 毫克酒精时，出现微醉，此时有欣快感、话多、说话做事不再作周详的考虑，酒喝得越多自制力越差。当每 100 毫升血液中含 150 毫克酒精时，出现急性酒精中毒，表现兴奋、吵闹、易激怒，甚至因攻击行为而触犯法律。当饮酒者每 100 毫升血液中含 250 毫克酒精时，出现步态踉跄，语无伦次，醉倒不起，丑态百出。当饮酒者每 100 毫升血液中含 400 毫克以上酒精时，表现麻醉状、昏迷、脏器损害甚至死亡。

2. **并发症**　急性酒精中毒可引起消化系统损害，引起胃肠疾病。不仅如此，急性酒精中毒时大量未经代谢的酒精会损伤肝细胞，引起酒精性肝炎、脂肪肝、肝硬化，诱发急性坏死性胰腺炎，还会增加急性脑血管疾病的危险。急性酒精中毒可对中枢神经系统造成严重损害。许多交通事故、工伤事故及刑事案件的发生，都是由于急性酒精中毒所引起的。

大量饮酒还可减少维生素 B_1、维生素 B_2、脂肪及氨基酸的吸收，造成无机盐如镁、锌、钾及叶酸的缺乏。最好在喝酒前先吃点东西，延迟酒精在胃内排空的时间，减缓酒精的吸收速率，才不致醉酒。

长期嗜酒的人如果发生呕吐、右上腹疼痛、胃口差、疲倦、乏力，或伴有黄疸、发热等症状，就应怀疑是否罹患急性酒精性肝炎。如果腹部逐渐肿大，下肢有水肿，面部逐渐瘦黄时，则要注意是否有酒精性肝硬化。也有人无临床症状，但肝组织却有慢性肝炎或肝硬化的改变，所以经常饮酒者应定期去医院做肝功能检查。因酒精在肝中被氧化为乙醛，继而在乙醛脱氢酶的催化下，迅速脱氢转化为醋酸，最后生成二氧化碳和水，放出热能。长期饮酒迫使肝细胞的酒精代谢亢进，正常酶类的功能遭到破坏，酒精浓度上升，线粒体的呼吸功能与氧化反应受到抑制，使酒精存留体内，直接损害肝细胞，影响肝脏代谢和储存营养物质。随着病程进展，出现各种营养缺乏症状和体征。

长期或间断性的大量饮酒，可引起酒精性肝炎、酒精性脂肪肝，少数可发展为肝硬化，这三种情况可单独或同时存在。饮酒量越大，持续饮用时间越长，其后果也越严重。急性酒精中毒引起的急性肝损伤，可使肝细胞严重变性和坏死，引起急性肝功能衰竭。酒精性肝硬化可因门静脉高压导致消化道出血，诱发肝昏迷而死亡。

嗜酒者的营养物质摄入减少，消化吸收不良，营养素利用下降，排出增加，提高了对维生素A、维生素B_1、维生素B_6、叶酸、锌、钙、镁、氨基酸等营养素的需求。如不能及时补充这些营养素即可引起营养不良，出现蛋白质和热能缺乏，夜间视力不良，贫血，骨质疏松等营养缺乏症状。这些长期酗酒所引起的疾病对健康的危害很严重。

酒精还对许多药物有不同程度的影响。酒与麻醉剂、镇痛药、催眠药、解热镇痛药、抗过敏药都可产生相加作用，饮酒的同时用这些药即可引起毒性反应。例如，饮酒后服安眠药可发生昏迷和呼吸抑制；服用降血压药胍乙啶者饮酒，可引起直立性低血压，严重的甚至发生休克。服降血糖药者饮酒，可增强降血糖作用而发生低血糖反应。酒还能加重阿司匹林对胃黏膜的刺激，易引起胃出血。因此，服此类药期间应忌酒。

为了中小学生的健康成长，不能养成喝酒的习惯。饮酒前应三思，尽量少饮，千万不要拼命劝酒、喝酒，以免害人害己，造成不良后果。

二、吸烟对健康的危害

烟草的烟雾中含有三种危险的化学物质：焦油，尼古丁和一氧化碳，严重的威胁着人类的健康。焦油是由多种物质混合成的物质，在肺中会浓缩成一种黏性物质附着在肺泡壁上。尼古丁是一种会使人成瘾的药物，主要是对神经系统发生作用。一氧化碳能

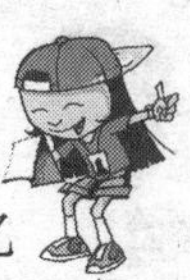

减低红细胞将氧输送到全身的能力。目前，我国吸烟人数达3亿之众，如果加上被动吸烟者，其受害人数更多。现代人所患的心脑血管疾病、呼吸系统疾病、癌症等，都多少与吸烟有关。

1. **癌症** 香烟的烟雾（特别是其中所含的焦油）是致癌物质，它能在所接触到的组织中产生癌。因此，吸烟者呼吸道的任何部位（包括口腔和咽喉）都有发生癌变的可能。

大多数吸烟者喜欢将一定量的烟雾吞下，因此消化道（特别是食管及咽部）就有患癌的危险。一个每天吸15～20支香烟的人，患肺癌、口腔癌或喉癌致死的几率，要比不吸烟的人大14倍；患食管癌致死的几率比不吸烟的人大4倍；死于膀胱癌的几率要大2倍。患膀胱癌可能是由于吸入焦油中所含的致癌物质所造成，这些化学物质被吸收，经由尿中排出，膀胱长期受到有害物质刺激，癌变的几率也增大。

2. **呼吸道疾病** 吸烟是导致慢性支气管炎和肺气肿的主要原因，增加了患肺炎及心脏病的危险，并且增加了患高血压的危险。尼古丁能使心跳加快，血压升高，烟草的烟雾含一氧化碳，能够促使动脉粥样硬化，而这种情形是造成许多心脏疾病的重要原因。大量吸烟的人心脏病发作时，其致死的几率比不吸烟者大很多。正常状态时，气管上的绒毛通常会连续将肺中的微粒扫出，通过气管将其排出体外。香烟烟雾中的化学物质能致癌，还会逐渐破坏气管上的一些绒毛，使黏膜受损，导致支气管炎。吸烟者出现咳嗽是由于肺部清洁功能受到了损害。气管长期受损，逐渐演变为肺气肿，甚至发展成肺源性心脏病。

3. **女性吸烟影响后代** 女性如有吸烟习惯，对自己今后的生活和下一代也会带来影响。据统计，每天吸15～20支烟的女性怀孕，其流产几率比不吸烟女性大2倍，而且容易产下早产儿，即使是足月所生的婴儿也体弱难养，容易早夭。吸烟女性所生的婴儿产后死亡率，比不吸烟女性所生的婴儿约高30%。

4. **吸烟可导致弱视** 被称为“烟草中毒性弱视”。其主要表现有视物不清，戴眼镜难以矫正，并随着视力减退逐渐加重，甚至视力表上的0.1也看不清楚；可有视野改变，早期视野中间出现一团哑铃形或圆形黑影，后期视野缩小，视物时四周模糊不清；出现色觉异常，尤其是辨不清红、绿颜色；畏光，在强光下视物反而不清楚。烟草中毒性弱视的病情发展比较缓慢，很容易被人们忽视，晚期严重时可能失明。预防烟草中毒性弱视，应做到坚决戒掉吸烟的坏习惯，远离吸烟环境；少饮酒，且不能烟酒兼嗜；经常食用富含维生素及蛋白质的食物，如豆类及豆制品（黄豆芽、豆腐等），肉类（特别是动物的心、肝、肾）和鱼类等。

5. **烟草毒素作用** 烟草燃烧后的烟雾含有20多种毒素，有三大危害：

(1)直接毒杀生命：有人通过动物实验获得了下列惊人的结果：一匹大马被注射8滴尼古丁后，就会很快死亡；活蹦乱跳的狗，用1滴尼古丁注射入静脉里就可被置于死地。动物实验还发现，长期吸烟有血管收缩，甚至硬化的明显趋向。

(2)破坏人体的营养成分：吸烟可阻止人体对维生素C的吸收，因尼古丁对维生素C有直接的破坏作用。人体如果长期缺乏维生素C，可患坏血病。

(3)诱发多种疾病：由于吸入人体内的烟雾对呼吸道、消化道等器官有刺激作用，因此导致胃及十二指肠溃疡、呼吸道感染，甚至成为口、唇、舌、食管、呼吸系统等癌症的诱发因素。

由此看来，吸烟对人体健康有百害而无一利，应戒烟或少吸烟，不吸烟的人最好不要染上这个不良嗜好。

6. 青少年吸烟的心理和社会因素 虽然吸烟有许多危害，可吸烟的青少年人数却逐年增加。调查表明，吸烟的青少年开始只是好奇和模仿，以交际需要为理由，或是为解闷、提神，或显示自己成熟等逐渐形成了吸烟的习惯。在吸烟行为形成的因素中，主要有以下四种。

(1)来自朋友、同学、同伴的压力：如互相影响、互相鼓励吸烟，互相敬烟。同学在聚会时，朋友敬烟不好意思拒绝，怕影响气氛，这就是我们经常见到的青少年在一起时抽烟更厉害的原因。

(2)长时间承受较大的学习、生活压力：由于青少年在学习、恋爱、就业、生活等方面的压力较大，而生活经验又不足，情绪不稳定，承受和自我调节能力弱，因而促使他们在吸烟中寻求心理慰藉。

(3)认为吸烟有一定的益处：有些青少年受社会误导，认为只有抽烟才能显示男子汉的风度和气质。而更多的人则把抽烟作为一种社交方式，而逐渐形成习惯。

(4)受老师及所尊敬的人吸烟的影响：人类行为的形成是学习、模仿、逐步定型的过程，青少年正处在学习、成长的时期，老师、家长的吸烟行为在青少年中往往起误导作用，并使反吸烟教育的说服力下降。目前，许多电影、电视中的英雄人物、领袖人物的吸烟行为也对青少年吸烟产生了不良的误导作用。

7. 戒烟的原则和方法 吸烟不仅严重危害人类健康，同时也严重污染环境，成为社会的一大公害。据世界卫生组织估计，目前全世界每年有400万人死于烟草引发的疾病，到2020年将增加至1 000万，其中70%发生在发展中国家，消除烟草的危害已日益受到卫生部门和各级政府部门的关注和重视。70%～90%的吸烟者有与医生接触，50%～70%的吸烟者有意向戒烟，而医生通常是健康的维护者，他们对人们的劝告会产生更好的效果。在与吸烟患者的接触中，医生对其吸烟行为给予一定的关注和指导，就会对吸烟者的行为发生实质性改变，医生是协助人们戒烟最合适的人。吸烟是一种复杂的有药物依赖性质的社会行为，戒烟则是对此不良行为进行综合的多方面的矫正，分析和了解吸烟者的动机或原因，是制订个体化戒烟方案的依据。

(1)戒除心理成瘾性：吸烟者开始吸烟一般是受外界环境的影响，父母吸烟、朋友怂恿、社交中敬烟、青少年模仿及好奇心理等均是吸烟的促发因素。一部分吸烟者，由于日复一日、年复一年地重复吸烟这一动作，吸烟已成为吸烟者的一个习惯行为，形成了条件反射，即吸烟习惯完全溶入了日常生活和工作当中。因此，在戒烟中要特别注意对吸烟者的心理成瘾性进行矫正。

(2)克服尼古丁成瘾：使吸烟者产生心理快感的因素是烟草中的尼古丁，它是成瘾性物质，与吗啡、可卡因有相似的功效。吸烟成瘾者对烟草有强烈的渴求，其本质即是一种药物依赖性。在中枢神经系统的胆碱能神经元上存在尼古丁受体，吸烟时烟草中的尼古丁与尼古丁受体相结合，可改变人体正常的生理状态，久而久之受体水平(数目、敏感度)发生变化，形成尼古丁依赖。一旦停止吸烟，便出现渴望吸烟、焦虑不安、头晕、头痛、注意力不集中、食欲旺盛和心率下降、激素分泌发生变化等，产生一系列精神、心理和生理改变，此即戒断症状。尼古丁成瘾性的另一个表现是戒烟者易于复吸，这与戒酒、戒毒后的情况类似。如何正确帮助吸烟者解除尼古丁的药理作用(药物成瘾性)，对于成功戒烟有着重要意义。首先，戒烟的第一步是了解吸烟者的吸烟情况，将吸烟者作大致分类。一般情况下，医生仅需要问两个简单的问题即可判断该吸烟者的类型：“早晨起床后半小时内是否吸烟”，“晨起想做的第一件事是什么”,“每日吸烟是否超过 25 支”。如果对这几个问题的回答都是肯定的,则该吸烟者存在对尼古丁较严重依赖。对于无尼古丁依赖的吸烟者,关键是应用各种方法使其深刻认识到吸烟的危害,因而产生强烈的戒烟动机。在此基础上,通过吸烟者自我约束或发放戒烟手册来指导戒烟,可使一部分吸烟者果断戒烟。

(3)行为治疗:除对吸烟者进行劝导外,还应对其进行行为治疗。如果医生进行劝导,可使 10%的吸烟者成功戒烟,辅以行为治疗则可将戒烟成功率提高至 20%。通过举办讲座、戒烟训练班,或个别指导戒烟等方式,帮助吸烟者改变自己的吸烟行为,并为吸烟者分阶段设计一套专用戒烟方案。对于戒烟失败者,要帮助他们分析失败的原因,鼓励再次戒烟,必要时将行为疗法和药物治疗联合应用。行为疗法实施中,主要问题是吸烟者难以按时参加各种讲座和学习班,而对每个吸烟者进行个别行为指导又会花费医生或戒烟工作者的大量时间,对于存在尼古丁依赖性的吸烟者,上述戒烟方法通常难以成功。对这类吸烟者常要使用药物治疗。

(4)尼古丁替代疗法:其效果确切,可使想戒烟者在同自己的吸烟习惯、心理成瘾性作斗争的同时,用尼古丁制剂来减轻生理上的戒断症状。一般而论,尼古丁替代疗法可使戒烟成功率较未用药时提高 1 倍以上。但使用尼古丁替代疗法要注意两个问题,一是应与其他戒烟方法联合使用;二是警惕长期使用尼古丁制剂亦有可能导致尼古丁成瘾。

戒烟是一个复杂的过程,应当从社会、心理、生理等多方位来帮助吸烟者完成戒烟,以保护健康。

第八章　吸毒的恶果

一、吸毒的危害

在过去的20多年中，吸毒像瘟疫一样在全球迅速蔓延，其速度之快、波及人群之广已远远超过地球上曾经发生过的任何传染病。吸毒已经成为严重威胁人类生存的最严重的医学和社会问题。在我国，吸毒者由曾报道的10多例激增到52万人次。

有资料表明，吸毒者的平均寿命较一般人群短10～15年。25%吸毒成瘾者会在吸毒后10～20年死亡，也就是说约四分之一的吸毒者会在30～40岁死于与吸毒相关的疾病，因为大部分吸毒者是在20岁前后开始吸毒的。近年来，开始吸毒的年龄还有逐渐年轻化的趋势。在有些国家中，学生吸毒已经成为非常普遍的现象，其危害和影响令人触目惊心。

1. **吸毒过量致死亡**　吸毒者尤其是静脉注射毒品，每次使用毒品都有过量中毒的危险，很多吸毒过量者甚至没有来得及把注射器拔出来就已死亡。统计资料表明，过量吸毒致死者多见于年轻人。吸毒者每次获得的海洛因纯度不尽相同，他们根本无法判断其含量。吸毒者为最大限度地追求快感，常冒险使用超大剂量毒品而引起过量中毒。另外，有些人为增强快感，把多种毒品混在一起注射，引起呼吸中枢抑制而致死。不仅如此，多药滥用还造成诊断困难,抢救不易成功。

2. **自杀率高于一般人群** 有资料表明,吸毒者自杀发生率较一般人群高10~15倍。吸毒者每时每刻都处在应激状态中。他们时常受到戒断症状的折磨,时时为如何获得下一次毒品而谋划和忧虑;他们营养不良,忍受吸毒引起疾病的痛苦;他们众叛亲离,被家庭和朋友所抛弃;他们受到执法人员的监察,经常受到贩毒者的威胁;有时,他们还会受到悔恨、内疚的情感折磨。以上原因易导致吸毒者选择自杀来了结自己年轻的生命。

3. **犯罪率高于一般人群** 吸毒的花费非常巨大,常常使吸毒者倾家荡产。他们为获得买毒品的钱常冒险参加各种违法犯罪活动,在从事这些活动的过程中他们会互相杀害。

4. **易死于吸毒并发症** 毒品可对中枢神经系统、循环系统、消化系统、造血系统、免疫系统等造成直接损伤而最终引起死亡。吸毒者易发生各种感染,其中化脓性感染的发生率可达40%。此外,病毒性肝炎,心内膜炎、肾炎、结核等的发生率也显著提高。吸毒者艾滋病的发生率更是明显高于一般人群。在我国现有的艾滋病患者中,50%以上是通过吸毒感染的。还有一部分吸毒者是对毒品或毒品添加成分过敏而发生过敏性休克死亡。

5. **患病后易死亡** 吸毒成瘾者以获得和使用毒品为生活中心。他们不关心身体健康,即便发现身体不适也常常不会及时求治,因而常失去最佳治疗时机,造成治疗困难。吸食毒品后常掩盖疾病的主观症状,而延误治疗。此外,吸毒者的生活不规律,常不遵守医嘱,影响疾病治疗效果。

6. **常死于意外事件** 毒品可影响吸毒者的精神活动,使吸毒者出现认知功能障碍、注意力下降和操作能力下降。有些吸毒者不能正确判断高度和距离。吸毒者本来在20层楼上,他却错误地判断自己在平地上，于是他本想“走”到街上，却从20层楼跳了下来。迎面而来的汽车离自己已经很近了，吸毒者却错误地判断车离他还很远，因此发生车祸和各种工伤率也很高。吸毒者除死亡率大大高于一般人群外，还会造成全身各系统的并发症，严重危害健康。

7. **可导致呼吸系统疾病** 吸毒可通过三种主要途径对呼吸系统造成严重破坏。经呼吸道滥用毒品对呼吸道有直接刺激；通过不同途径进入体内的毒品对呼吸道的特异性毒性作用；由吸毒引起的营养不良和感染也可波及呼吸系统。

首先经呼吸道吸毒可对呼吸系统发生直接影响。把毒品夹在香烟中以吸烟方式吸毒，或把毒品放在锡纸上以烫吸法（俗称追龙）吸食。吸毒者吸毒量越大则吸烟量也越大，如海洛因成瘾者每日可吸2～3包香烟。香烟烟雾中的化学物质可对气管和肺产生刺激和损伤。正常情况下，人体呼吸系统的保护机制能够保护呼吸道免受外来有害因素的影响，气管表面的纤毛能分泌黏液，把从空气中吸入的灰尘和细菌包裹起来，并通过纤毛的运动送至咽喉吞下；气管里还生存着清除人体垃圾的白细胞，它们的共同作用使肺脏保持健康。但因吸毒者大量吸烟对气管纤毛和白细胞的功能均有抑制作用，使吸毒者出现咳嗽、支气管炎和其他严重感染。毒品使气管特别是细支气管过度收缩而出现哮喘和肺气肿。

8. **并发可卡因肺** 以吸烟方式滥用可卡因对肺脏的影响非常严重。由于可卡因具有局部麻醉作用，吸毒者可能对吸毒所造成的肺部疾病如肺炎、肺出血，甚至对能置人于死地的“可卡因肺”一无所知。长期抽吸可卡因会使肺脏瘢痕累累、功能减退。

反复吸毒会引起慢性咽炎、鼻炎和鼻窦炎，还会使毒品沉积在肺中，对肺脏造成进一步破坏。

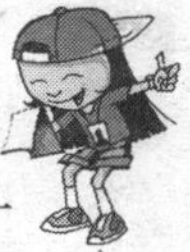

海洛因过量或中毒时，可发生海洛因性肺水肿，起病较急，一般于海洛因吸食过量后立即出现，如抢救不及时往往引起死亡。患者被送入医院后，常表现为昏迷、呼吸抑制、瞳孔缩小、口唇发绀，肺部听诊可闻及湿啰音、哮鸣音。有些患者有心房纤颤表现。胸片示双肺有大小不等的浸润阴影，有的融合成片，偶尔可见胸腔内有胸水渗出表现。

可卡因可引起剧烈胸痛和呼吸困难，可能是降低肺脏一氧化碳的扩散能力所致。胸痛也是可卡因滥用者求治的原因之一。吸入可卡因还可引起肺炎、肺水肿、咳嗽、咳痰、发热、咯血、哮喘、肺间隔积气、气胸、气心包和肺出血，可卡因还能通过抑制脑干延髓引起病人突然呼吸抑制而死亡。

可卡因肺的临床表现如肺炎症状，如严重胸痛、呼吸困难、高热和缺氧，但在 X 线胸片上却无任何肺炎征象。抗炎治疗可能对可卡因肺有一定疗效。

9. **并发肺结核**　由于吸毒者普遍体质虚弱，易并发呼吸道感染，肺结核在吸毒的人群中有较高的发生率。国外有报道，吸毒者中活动性肺结核的患病率为 3.74%。一般说，吸毒本身不是结核病高发的直接原因，但由此引发的社会经济状况，如贫困、营养不良等则是肺结核重要的发病因素。

10. 引起肺栓塞　毒品中的很多掺杂成分可损害呼吸系统。毒品中不溶于水的物质（如淀粉、滑石粉等）用于静脉注射后，可引起肺栓塞。有的吸毒者使用棉球或香烟过滤嘴过滤毒品溶液，这会将其中的纤维杂质注入体内，引起肺栓塞。肺栓塞会使本已严重受损肺的功能进一步下降，进而引起缺氧症状。

11. **导致神经系统损害**　吸食伴有掺杂物的海洛因后，会引起一系列的神经系统病变，如惊厥、震颤麻痹、周围神经炎、弱视、远离注射部位的肌肉功能障碍。长期吸毒会引起智力减退和个性改变。尸检的结果也表明，神经系统的病理变化包括多发星状细胞病变，广泛脑肿胀和变性，苍白球的退行性变化，脊髓灰质的坏死，肌肉组织的病理改变，周围神经的慢性炎性改变及退行性改变。临床检查有神经系统体征，应考虑是否有其他合并症引起的脑部病变，如急性节段性脊髓炎，化脓性脑膜炎，败血症引起的脑脓肿，细菌性心内膜炎引起的脑栓塞，海洛因过量引起的呼吸抑制造成脑缺氧。另外静脉注射伴有掺杂物的毒品，也可直接引起脑栓塞。

可卡因是一种致惊厥剂，单剂量即可诱发癫痫发作，重复使用可引起癫痫慢性化，可卡因的致癫痫作用被称为“促燃作用”，停用可卡因后这种促燃作用仍可存在，这可能是诱发复吸的潜在原因之一。可卡因还可能使原有癫痫表现出来，在临床工作中应注意排除原发性癫痫的可能性。

此外，滥用可卡因还可引起颅内出血、抽搐、持续性或机械性重复动作、共济失调和步态异常。以上异常会在停药后逐渐消失。

此外，吸毒者有冒险和急于追求快感的心理，为最大限度地追求快感，常冒险使用超大剂量毒品，引起过量中毒。过量吸毒可引起中枢神经的过度抑制，反应迟钝，呼吸中枢的抑制可使呼吸减慢，严重者呼吸停止而死亡。过量吸毒的躯体反应包括：瞳孔缩小呈针尖状；呼吸减慢，有的减至 2～4 次/分钟；深度昏迷，血压下降；脉弱、心率缓慢；皮肤湿冷，发绀，体温下降；骨骼肌松弛，下颚松弛，舌后坠阻塞气道，昏迷致死亡。呼吸衰竭可引起死亡，肺炎、肺水肿、休克等合并症发展为昏迷时也可引起死亡。

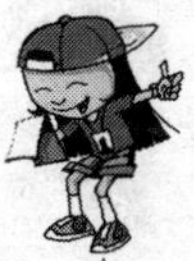

二、吸毒过量的抢救原则

1. **特效拮抗剂的应用** 迅速静脉注射吗啡受体拮抗剂纳洛酮0.4～0.8毫克，因纳洛酮作用时间比一般麻醉药短，故应密切观察呼吸情况，避免呼吸恢复后再次出现呼吸抑制，可视病情重复使用，每3～5分钟给药1次。如连续2～3次用药后仍无明显效果，应考虑是否合并其他疾病，或其他药中毒。

2. **呼吸兴奋药的应用** 肌内注射尼可刹米、苯甲酸钠咖啡因或洛贝林，用以兴奋呼吸中枢。同时进行人工呼吸、给氧。

3. **洗胃** 口服用药的患者必须洗胃，可用1∶5 000高锰酸钾溶液反复洗，以破坏毒性并防止毒品再吸收。

4. **输液** 用5%葡萄糖溶液或葡萄糖盐水静脉点滴，以促使毒品排出。

吸毒对人体的危害极大，吸毒的死亡率和病死率很高。而且吸毒（特别是静脉注射吸毒）是感染艾滋病的主要途径之一，在报告发现的艾滋病病毒（HIV）感染病例中，经静脉注射吸毒感染的占68%。因为吸毒者常多人共用注射器，容易造成艾滋病的传播和感染。艾滋病这一致命的传染病在中国的传播速度日益加快，艾滋病会严重损害病人的免疫系统，威胁生命。近年发现艾滋病感染病例数比2000年增加了40%。据专家估计，截止到2004年底，中国累计有65万人感染了艾滋病病毒（HIV），其中近10万人已被艾滋病夺去了生命。

三、摇头丸的危害

“摇头丸”是人们对一些被滥用的兴奋剂类管制药品的俗称。

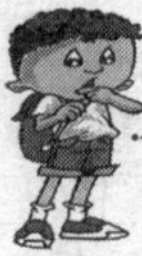

与其他毒品不同，使用者一般是在迪吧狂欢时服用。这些可使人极度亢奋的药物，服用者会不由自主地全身晃动，伴随着强烈的音乐刺激狂欢乱舞，特别是头部常不停的剧烈晃动数小时而不停，因而称为摇头丸。

摇头丸是内含苯丙胺类衍生物的药片（药丸），常被做成红色、黄色、蓝绿色等色彩的异型片剂，以引诱好奇的青少年服用。这一类药物对中枢神经有较强的兴奋作用，能提高大脑皮质的兴奋性，属于国家明文规定的一类精神药品。在60年代，苯丙胺类药物曾被很多运动员滥用为兴奋剂，成为国际体坛丑闻的主角；70年代又变为泛滥于西方国家的毒品。非法制造、贩卖苯丙胺类药物是国际社会公认的制毒贩毒行为，滥用此类药物也作为吸毒行为，会受到法律的严惩。

滥用苯丙胺类药物会对人体造成十分严重的损害。人在服用药物后暂时会感到欣快、疲劳减轻，主要表现为亢奋、情绪激动、狂妄自大，很容易诱发暴力。开始时，服用者多为小剂量服食，由于机体很快便产生耐药性，剂量则不断加大，甚至发展到静脉注射。一旦停药，会出现多种戒断症状，如疲倦、忧郁、烦躁、失眠等。服用者往往为避免痛苦的反应，千方百计去获得药物，不惜铤而走险去犯罪，极大的危害了社会安定，并造成个人和家庭的痛苦。

近年来社会上出现一些人服“摇头水”的现象。“摇头水”是指被滥用的止咳药水复方可待因溶液。复方可待因溶液在临床上主要用于剧烈的无痰干咳，正常剂量为每日3次，每次10毫升，对于患者是较为安全有效的，这种药品属于国家规定的处方类药物。而一些人追求刺激，滥用复方可待因溶液，每次服下一瓶甚至数瓶，超出用量的10倍以上，对人体造成极大的不良反应。由于药品中含有磷酸可待因和盐酸麻黄素成分，大量服用后导致异常兴奋，而且还会造成急性中毒，如精神紊乱、头晕寒战、恶心呕吐、腹痛腹泻，以及诱发心绞痛、心律不齐，严重的还会发生惊厥、脑出血、昏迷甚至死亡。该药品中的磷酸可待因是易成瘾的药物，滥用者会形成强烈的药瘾，让嗜药者欲罢而不能，只能不断加大剂量，很容易在一定条件下发展为毒瘾。青少年正处于生长发育的旺盛时期，滥用“摇头水”会损害肝脏、肾脏等代谢器官，严重摧残身体健康。国家有关部门把复方可待因溶液列为二类精神药品进行管理，并规定必须凭处方按医嘱服用，严格进行管理。

青少年服食“摇头丸”、“摇头水”，大多出于精神上的空虚或为猎奇和寻求刺激。不论出于何种目的，服用这些药物都是极其愚蠢和危险的行为。长期滥用这类药物，可造成慢性中毒，产生幻觉、妄想、人格偏执等，甚至有可能发生自杀。

“珍爱生命，抵制诱惑”。作为家长、老师一定要首先做好这方面的教育工作。正处在成长发育期的中学生更是要认清毒品的危害，坚决地拒绝这些有毒有害的药物！

第九章　暴饮暴食与盲目节食对健康的影响

一、暴饮暴食的危害

物质生活丰富了，吃的东西和花样也多了，过年过节、放假期间及亲朋好友聚会难免会大鱼大肉加上烟酒，不仅要提防体重增加，还得小心身体能否消受。一些人在饱餐后1小时左右，会突然出现头昏脑涨、眼球突出、上肢麻木、下颏发抖、心慌气短、心动过速、血压增高等一系列症状而到医院就诊。这是一种因为食用美味佳肴过量而引起的“美味综合征”。

1. **暴饮暴食可引起谷氨酸钠中毒**　鸡、鸭、鱼、肉等鲜味食品中，含有丰富的谷氨酸钠，它是味精的主要成分，进入人体后在肠道细菌的作用下，随血流到达脑部，干扰大脑神经细胞正常代谢，使生理功能发生紊乱。食用此类鲜味食品越多，病人的症状越严重。因此，一次不宜吃得过多、过饱。在烹调菜肴时，可不加或少加味精，以防谷氨酸钠超量，使症状加重。还要多吃些富含纤维素、维生素的新鲜蔬菜、水果，以促进胃肠蠕动，加快体内有毒物质的排泄过程。赴宴前，最好先吃些淀粉类主食增加饱腹感，以避免宴席中摄取过多肉类与油脂。梨、苹果、山楂、香蕉、葡萄、草莓、橘子等水果，多有降血压、化痰、润燥生津、清热解毒、润肠之功效，适当食用可防治美味综合征。

2. **暴饮暴食可诱发消化系统、心血管系统疾病** 进食过多油腻食物，会促使胰腺分泌旺盛，引起十二指肠炎、乳头水肿及胆管括约肌痉挛，诱发急性胰腺炎。表现为腹痛伴恶心、呕吐，疼痛常位于中上腹部，也可偏左或偏右，多呈持续性疼痛，伴阵发性加重，或呈钝痛和刀割样绞痛，可向左腰背部放散，仰卧位时加重，坐位或前倾位可减轻，一般止痛剂常无效。呕吐剧烈者可吐出胆汁、蛔虫或咖啡样胃内容物，吐后腹痛不减，食欲极差，多伴有腹胀。同时有体温增高，多为中等度发热。还有水电解质紊乱、酸碱平衡失调的表现。当暴饮暴食，酗酒后出现上述症状，应立刻送往医院，经医生检查，化验见血清及尿淀粉酶显著增高，胰腺 B 超或 CT 检查可见胰腺肿大。暴饮暴食后，经常会有人腹痛、呕吐，有的痛后即泻，其病因除了急性胰腺炎外，还可为急性胃肠炎、急性胆囊炎、胃及十二指肠穿孔、急性腹膜炎等，这些病大多与暴饮暴食、酗酒，过食油腻、辛辣食品及食品不卫生有关。节日期间一旦发生腹痛，切莫自作主张，盲目服用止痛药，以免掩盖症状，延误病情，而应及时去医院诊治。

暴饮暴食增加患心脏病的风险，不管一个人日常饮食习惯如何，只要一次暴饮暴食就易并发其他疾病。研究报告指出，暴饮暴食后 2 小时内出现心脏病的危险几率是一般人的 4 倍，1 小时内发生心脏病的几率则为 10 倍。暴饮暴食对原来已有心脏病的人更加危险。某项研究以 2 000 名心血管病人作为调查对象，其中有 158 人病发前 26 小时内曾大吃大喝，另外有 25 人心脏病发作前 2 个小时内曾大吃大喝过。有研究报告指出，心脏病的发病与饮食习惯的关系很大，所以除了不应暴饮暴食之外，必须经常摄取不同种类的食物，以保持营养均衡。

营养学家鼓励人们多食用一些植物性食品，少吃动物性食品，尤其是肥肉中的胆固醇含量很高，应尽量避免食用。肉类虽然含有丰富的营养成分，但也含有大量饱和脂肪，如牛肉、猪肉、羊肉等。因此吃肉时，尽量选吃瘦肉，并将瘦肉旁的油脂及皮去掉，以减少脂肪的含量。

蔬菜含有糖类、纤维素、铁、钙、胡萝卜素和维生素类，具有抗氧化作用，可防止血管硬化。其中深绿色及黄色蔬菜含维生素 A 较多，青椒、大白菜、番茄、芦笋等蔬菜含维生素 C 较多，为健康着想，一日三餐最好都能食用些蔬菜。水果的营养成分也相当高，一天可尽量吃 2 次水果。

3. **暴饮暴食影响神经系统**　英国科学饮食协会最新研究报告显示，暴饮暴食会使人的记忆力受损，同时反应能力大大下降，这在女性身上表现得更为明显。有研究结果表明，有暴饮暴食习惯的女性中，30%人的反应速度慢于常人，她们的即时记忆比普通人差 20%，并很难保持注意力的集中。英国营养学会的专家说，要想保持身心健康，首先应做到有节制地吃东西，选择健康均衡的饮食方法，选择更为积极的生活方式。暴饮暴食还易诱发周期性麻痹，也就是俗称吃出来的“瘫痪”。有个小青年在酒席上喝得晕头转向，吐得一塌糊涂，别人把他送回家后，半夜醒来发现下肢不能动了，他和家里人都吓得不轻，立即送往医院检查。医生听了病人及其家人的叙述，让病人抽血化验。当医生开的药静脉点滴完后，病人的腿就能动了，没过多久病人就重新站起来了。当病人问医生用的是什么特效药时，医生说：“你的病是由血钾突然降低引起的，叫周期性麻痹，我给你用的是一种非常普通的补钾药。”周期性麻痹是一种常见的疾病，此病是低血钾引起的，多发生于男性青年，发病比较突然。患者常在清晨或半夜睡醒时发现肢体软弱无力，在短时间内出现瘫痪状态。肢体瘫痪常以下肢为主，四肢瘫痪时常两侧对称，少数症状严重者出现排尿困难，甚至因呼吸肌麻痹而危及生命。这些患者在发病前都有过“大吃大喝”，而暴饮暴食、过量饮酒、大量吃糖，或者过度劳累均是此病的诱因。这些因素使血糖迅速升高，人体将一时用不完的糖，贮存于组织细胞内，另一部分经肝脏合成糖原，同时把血清中大量的钾离子带到细胞内，这样就造成血清钾明显减少，使神经肌肉的兴奋性及应激性降低，从而发生肌肉软弱无力甚至瘫痪。人体内的钾总含量约160克，其中98%分布在细胞内。钾是细胞内液的主要阳离子，是维持人体神经、肌肉的兴奋性、应激性所必需的物质。钾主要由肠道吸收，约90%从肾脏排出。呕吐、腹泻使消化液大量丢失或饮食不节使细胞外的钾离子转移到细胞内，是引起血钾降低的常见原因。

4. **饮食治疗原则** 平时应注意饮食规律和饮食卫生，不要暴饮暴食和酗酒，不食用腐烂变质和含糖过多的食物，避免剧烈运动和劳累过度，多食橘子、香蕉及含钾高的新鲜蔬菜。平时如有肢体酸痛无力、口渴、出汗等血钾降低的征兆时，可及时去医院做血钾检测，以及时补钾治疗，肌肉软瘫症状严重者应住院治疗，以免出现呼吸肌麻痹等意外。

预防食源性疾病的发生，除了避免暴饮暴食外，食品卫生是首要条件。在选购非包装食品及原料时，尽量选购新鲜的食品。选购包装食品时，有缺项、印制不清的包装食品不要购买。食品加工前应彻底剔摘和清洗，水果、蔬菜出现腐烂，以及土豆发芽或变绿都不应食用。采用水泡和反复冲洗的方法可以减少农药、寄生虫的污染。新买的畜禽肉一定要用温水冲洗后再加工。肉食、水产品要烧熟煮透，杀灭其可能污染的致病微生物和寄生虫。冰箱冷藏室内存放的熟食超过 24 小时就要重新加热，烧熟煮透后再食用，对超过 3 天易腐败的食物最好扔掉。

二、盲目节食的危害

现代社会有些青少年女性追求身材苗条，盲目节食，致使体重明显下降，最后造成神经性厌食症，出现进食障碍，导致营养不良，重者发生营养代谢和内分泌障碍。由于怕胖而盲目地进行节食减肥，这样做的结果势必给正在发育的身体造成危害。青春少女时期是生理发育成熟、体形最健美的阶段，也是少女的黄金时期。但有些青少年却忽视了自身的自然美，盲目追求时髦和减肥，使原本健美的身材变得枯瘦和病态，反而失去少女的健美。其实盲目减肥的后果可导致贫血、甲状腺功能亢进等营养性疾病，还会引起内分泌功能失调，如出现月经不调、闭经等机体功能紊乱，甚至导致神经性厌食症，机体衰竭而死亡。少女时期是精力最充沛，求知欲最强的时期，也是最出成绩的阶段，此期需要供给充足和全面的营养，以保证身体和智力的发育。如果为减肥而盲目节食、挑食、偏食，就会造成营养不平衡。

人的大脑需要充足的氧气和各种营养素的供给，人的记忆力与脑细胞的营养状况有密切关系。人们的思维越集中，消耗的热能就越多，应予以及时补充。盲目减肥可造成营养缺乏，促使脑细胞早衰，使减肥者无法应付繁重的学习和工作。节食减肥的另一不良后果是因长期节食造成蛋白质缺乏，使性腺激素分泌不足，从而造成闭经。因此，青春少女应意识到盲目减肥造成的不良后果，每日三餐中应注意合理的饮食营养，改掉不良饮食习惯，特别是为了减肥只吃零食不吃正餐的方法更不可取。早餐要吃好，因为上午要保证记忆力最佳和精力充沛，大脑需要足够的热能。蛋白质、脂肪、糖类、维生素、无机盐都是热能的原料，若不吃早餐会使血糖降低，严重者出现心悸乏力，影响智力和健康。有些少女为了减肥，长期吃素，一日三餐不沾荤，以为这样就能达到苗条的目的，结果事与愿违，依然长得很胖。主要原因有两点：第一是因为淀粉和糖类也能转变为脂肪，若人吃了较多的肉食和脂肪之后，就有饱腹感，这时一般不会再吃更多的主食；而不吃肉和脂肪，就总有饥饿的感觉，于是就多食主食（大米、面粉等），这些淀粉和糖类能转变为新的脂肪，储存在皮下组织，使人长胖。第二是因为人体不能缺少脂肪酸，而长期吃素，人体所需的脂肪酸就会供应不足，这会促使人体很快把糖类转变为脂肪。这种快速转变使血糖下降很快，令人感觉很饿，于是又会大量地吃，体重也就跟着增加了。因此，减肥的少女也应每天吃点含脂肪的食物，这样可使身体得到必需脂肪酸来维持正常生理功能，从而达到正确减肥的目的。少女处于生长发育的旺盛时期，身体需要大量的营养物质，特别是优质蛋白，素食中除豆类含有较多的蛋白质外，其他食物中含量较少，且植物蛋白的质量不如动物蛋白好。同时，植物蛋白的氨基酸成分与人体必需氨基酸的需要相差较多。因此，长期吃素的少女必然会造成蛋白质摄入不足而影响生长发育（包括体质和智力），出现机体抵抗力下降，反应迟钝等。同时还会因蛋白质质量和数量的减少而导致荷尔蒙（激素）分泌失常，将会对少女正常的生理功能造成影响。科学家针对少女素食曾做了一项试验，让一组少女吃素食，另一组少女吃正常的食物，6 周后，吃素组的 9 人中有 7 人出现排卵停止的情况，且全组少女的月经周期较正常短。此外，少女长期吃素食还会引起某些维生素和微量元素的缺乏，因维生素 B_{12}、维生素 B_2 主要来源于肉类食品。所以，少女长期吃素会缺乏

维生素 B_{12}、维生素 B_2 而出现月经期病症，而且还会因缺乏维生素 B_{12}、维生素 B_2 而影响骨髓的造血功能，患贫血及口腔溃疡、舌炎、唇炎等。美国医学专家研究表明，机体缺乏维生素 B_{12} 可导致精神上和心理上的缺陷，记忆力下降，舌头肿痛，吞咽困难，易疲劳等。而且长期素食，蛋白质得不到充分供给，其记忆力下降，精神萎靡，反应迟钝。临床医生还发现，蛋白质不足是引起消化道肿瘤的一个重要原因。另外，大脑发育所需的大部分营养成分必须从动物性食物中摄取，如缺乏可导致脑细胞退化，易患痴呆症。由此看来，想减肥的少女不宜长期素食，而应荤素搭配，适当节食，同时加强体育锻炼，才能既减肥又不影响身体健康。如果确实是超过标准体重的少女，也要在医生指导下进行科学减肥。如果保证合理的膳食营养，控制好进食量和体力活动的消耗，减肥是能够做到的。也就是说，要在平衡膳食的基础上，加强体育锻炼，使自己成为充满青春活力和健美的靓女。

第十章　正确食用保健食品

一、保健食品的概念

保健食品是指具有特定保健功能的一类食品，即适宜于特定人群食用，具有调节功能，不以治疗为目的的食品。随着人民生活水平的提高及对健康的企求，保健食品有了很大的发展。现在的保健产品多种多样，让很多人感到眼花缭乱。保健食品必须遵守《中华人民共和国食品卫生法》的规定，按照《保健食品管理办法》的标准，做到安全无毒，功能确切，配方科学。

保健食品必须是食品，要具备食品的基本特征。保健食品除具有食品的一般特征外，还应具有特定的保健功能使之与普通食品相区别。保健食品是针对特定的人群而设计的，以调节机体功能为主要目的。保健食品的构成主要是功效成分和营养素或主要由营养素构成。其产品属性既可以是传统的食品属性，也可以是胶囊、片剂等新的食品属性。

二、保健食品的功能

世界各地对保健食品的名称不统一，在我国统称为营养保健食品。目前卫生部批准可受理的保健食品的功能有 24 种，其作用如下：

1. 免疫调节作用。

2. 延缓衰老作用。

3. 改善记忆作用。

4. 促进生长发育作用。

5. 抗疲劳作用。

6. 减肥作用。

7. 耐缺氧作用。

8. 抗辐射作用。

9. 抗突变作用。

10. 调节血脂作用。

11. 辅助抑制肿瘤作用，预防化学致癌作用。

12. 改善性功能作用。

13. 调节血糖作用。

14. 改善胃肠功能，促进消化吸收，改善肠道菌群，润肠通便，保护胃黏膜。

15. 改善睡眠作用。

16. 改善营养性贫血作用。

17. 对化学性肝损伤有保护作用。

18. 促进泌乳作用。

19. 有美容作用，有祛痤疮、祛斑作用。

20. 改善视力作用。

21. 促进排铅作用。

22. 清咽润喉作用。

23. 调节血液作用。

24. 改善骨质疏松，增加骨密度作用。

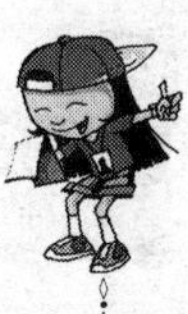

三、购买保健食品的注意事项

1. 对保健食品的要求 保健食品必须经必要的动物实验验证，证明其具有明确、稳定的保健作用。还应做到下面几项：

(1)各种原料及其产品必须符合食品卫生要求，对人群不产生任何急慢性危害。

(2)配方的组成及食用量(剂量)要有科学依据，具有明确功效成分，如现有条件下尚不能明确功效成分的，应明确与保健功能有关的原料名单(但绝不能用无任何根据的配方)。

(3)根据卫生部规定，保健食品的标签说明书及广告不得宣传疗效作用，经审批发给《保健食品批准证书》后方得生产、销售。

2. 选择保健食品原则 大多数保健食品企业是抓住消费者养生心切的心理，上市之初大肆宣传炒作，让消费者掏钱购买，有的人盲目跟风购买、服用后没达到预期的效果或造成了无法挽回的恶果，则大呼上当。因此，在选购保健食品时一定要注意以下三点：

(1)选择保健食品应因人而异：面对狂轰滥炸的保健食品广告，有的人往往不知所措，在还没有仔细分析一下自己到底适合哪种产品时就盲目跟随潮流抢购，一揽全包，样样都试，结果可想而知，所以即便是在强大广告宣传下也要稳住，三思而后行。

(2)请认清“健”字号：所有的保健食品都应经过药品、食品监督及卫生部门审批后方能在市场上销售，商品包装上标有“健”字号标志，购买时请多注意。

(3)可咨询保健专家：如果你不清楚自己应该服用哪种保健食品，可咨询保健专家或营养医师，他们会给你满意的答复。

3. 注意保健食品的分类

(1)深海鱼油类:从营养成分上看,深海鱼油主要含有不饱和脂肪酸。从功能上说,广告称其可以“增进智力、预防老年痴呆、延年益寿”。事实上,科学工作者研究发现,不饱和脂肪酸对脑细胞的促进作用主要表现在对2岁以内幼儿的大脑发育上,并没有发现它对10岁以上的孩子的大脑思维有促进作用,而且不饱和脂肪酸并非只存在于深海鱼油中,很多食物都含有不饱和脂肪酸,完全不用花重金去购买。

(2)营养合剂类:包括各种维生素、微量元素等。虽然这些营养物质都是大脑思维活动所必需的,但正常饮食里就含有,只要食物搭配合理,养成科学的饮食习惯,完全可以从正常饮食中得到满足,用不着再加服各种营养合剂。

(3)促进脑部代谢和血液循环类:能够改善大脑代谢和循环的保健食品一般是用于治疗脑血管疾病造成的老年痴呆、记忆力丧失等疾病的。因为这类保健食品有一定不良反应,所以不适宜给处于成长期的孩子使用。

(4)提高大脑兴奋性类:有些补脑液是用促进中枢神经兴奋的药物制备的,孩子吃后可能会感到一时的“头脑清醒、思维活跃、效率提高”,但这是药物刺激的结果,和真正意义上的补脑是两回事,切不可长期使用,因为脑力透支了,反而会进入抑制状态。

(5)滋补类:目前市场上针对考生的滋补品非常多,但中小学生长期食用补品,如人参、蜂王浆等,虽在短期内会有食欲旺盛、精力充沛的表现,但时间一长会出现第二性征发育异常等问题。不仅如此,据有关部门抽查发现,在许多“天然补品”中都含有药物成分,这样对健康的影响就更大了。

以目前大多数人的生活水平来说,各位家长为考生提供的饮食能够完全满足孩子所需的营养,用不着再食用补品。如果家长特别想为孩子做点什么,不妨在饮食花样上下工夫,并注意每天应给予考生足够的优质蛋白,如牛奶、鸡蛋及充足的新鲜蔬菜和水果等,只需富于营养,易于消化的食物就行。但有一点应该格外小心,就是在考前和考试期间,千万不要让孩子吃外面加工的熟食,少去或不去外面吃饭,以防食入不洁食物而致病。

其实,保证孩子的睡眠比吃任何补品都要管用,这是我们每一个家长都应记住的。

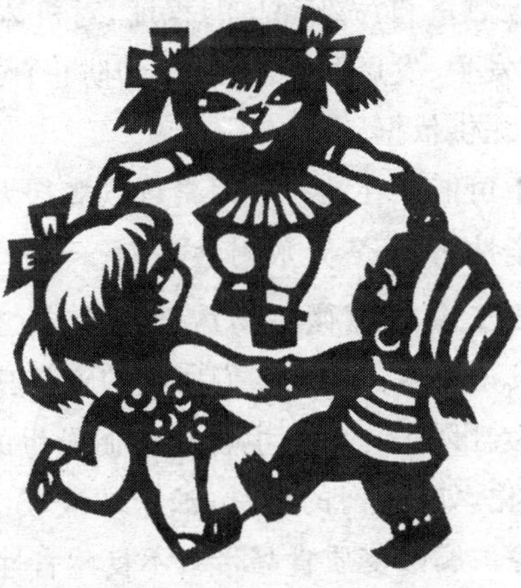

第十一章 讲究食品卫生，预防食物中毒

一、概 述

食品卫生学的主要内容是阐述食品中可能存在的有害因素的种类、来源、性质、数量和污染食品的程度，对机体的影响与机制，以及这些影响的发生、发展和控制规律，为防止食品受到有害因素污染的预防措施提供依据。

目前，食品中可能存在的有害因素可以概括为三类：一是生物性污染，二是化学性污染，三是放射性污染。

1. **生物性污染** 以微生物污染较常见，主要有细菌与细菌毒素、真菌与真菌毒素。通常人们所说的食品腐败变质，是指食品在一定环境因素影响下，由微生物污染而发生的食品成分与感官性状的各种变化，如鱼、肉的腐臭，油脂的酸败，水果、蔬菜的腐烂，粮食的霉变等。腐败变质食品带有不良感官性状，如刺激性气味、异常颜色、酸臭味道、组织溃烂等。而且食物成分被严重分解破坏。腐败变质食品一般都是污染严重，有大量微生物繁殖，致病菌和产毒真菌存在的机会较大，不慎食用有引起食物中毒的可能。在炎热的夏秋季节，一定要妥善保存食物，防止食物腐败变质。为确保人体健康为原则，应不吃腐败变质食品。

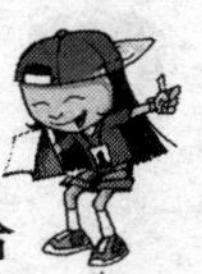

2. **化学性污染** 主要有农药、有害金属、N-亚硝基化合物、多芳族化合物，以及食物容器和包装材料的污染。

3. **放射性污染** 是指食品受到天然放射性物质、核废料排放等污染。

二、食品卫生五四制

从事食品加工、销售的人员，一定要遵守食品卫生“五四”制。

1. **个人卫生四勤** 勤洗手、剪指甲，勤洗澡、理发，勤洗被褥，勤换工作服。

2. **原料成品做到四不** 腐败变质的食品及原料，要做到采购员不买，保管员不收，加工人员不做，销售人员不卖。

3. **四隔离** 成品与半成品隔离，食品与药品隔离，食品与杂品隔离，食品与天然冰隔离。

4. **四过关** 一洗，二清，三消毒，四保洁。

5. **四定** 定人，定物，定时间，定质量。

三、预防食物中毒

1. **食物中毒的概念** 食物中毒是指人体摄入含有毒、有害物质的食物后，出现的非传染性的急性或亚急性胃肠道疾病。但是，食物中毒不包括因暴饮暴食而引起的急性胃肠炎，以及肠道传染病和寄生虫病；不包括因一次大量或长期少量摄入有毒、有害物质而引起的以慢性毒害为主要特征（如致癌、致畸、致突变）的胃肠道疾病。

2. **易引起食物中毒的食物**

(1)致病菌或其毒素污染的食物。

(2)已达急性中毒剂量的有毒化学物质污染的食物。

(3)外形类似食物,但本身含有毒成分的物质,如毒蕈。

(4)因加工、烹调方法不当,未能将木身含有的有毒物质除去的食物,如河豚鱼、木薯等。

(5)由于储存不当而产生有毒物质的食物,如发芽土豆。

3. 食物中毒的发病特点

(1)没有个人与个人之间的传染过程,发病呈暴发性,潜伏期短,来势凶猛,短时期内可能有多人发病。

(2)病人一般具有相似的临床表现,常出现恶心、呕吐、腹痛、腹泻等消化道症状。

(3)发病与饮食有关,发病者最近都食用过同样的食物。

(4)食物中毒病人对健康人不具传染性。

4. 预防食物中毒的措施 中、小学校食堂工作人员,餐饮业从业人员,均要严格执行食品卫生法,贯彻执行食品卫生“五四”制。餐饮业人员应做好个人卫生,工作时穿工作服、戴工作帽。应有卫生许可证和从业人员健康证、培训合格证。卫生管理组织和卫生制度健全。公用餐具应进行消毒,环境整洁,有密闭的垃圾容器,有完善的防蝇、防鼠设施。采购的食物要优质新鲜,杜绝腐败变质及有毒食物进入。应有专职的库管员及验收制度,对发现的腐败变质,有毒、有害原料应有处理记录。各种原料堆放及盛放原料的容器外面应有标记,容器应加盖、加罩。原料分类存放,库存食品应做到先进先出,易变质的先用。粮食等无缸存放的食品要离地、离墙,保持干燥,库房应干燥、通风,有防霉、防虫、防鼠措施。原料应新鲜,有专人检查质量。菜墩、刀具应生熟分开并标出明显标记,盛菜盘子生、熟分开。饭菜要烧熟煮透,无外熟里生现象，要尽量做到现烧现吃，剩余的饭菜要注意保存，注意凉拌菜的卫生，做好水果的清洁及消毒，不可食用有毒有害的食物。

四、食物中毒后的紧急措施

1. **及时向上级机关报告** 食堂或餐馆发生食物中毒情况后，首先单位负责人应及时向当地卫生行政部门和卫生监督所、疾病控制中心和医院报告中毒情况，必要时应向公安部门报告。同时配合医院积极组织抢救治疗病人。

2. **立即封存、保管好所有的食品** 保护好现场。禁止继续食用和出售剩余的食品或可疑食品，更不能随意丢弃可疑食品。

3. **配合医务人员** 搜集可疑食品及中毒病人的呕吐物、大便、洗胃液等，供卫生监督所、疾病控制中心人员开展检验工作。在卫生监督所、疾病控制中心人员到达后，应详细介绍中毒情况，协助和配合他们调查，进行现场消毒处理。

4. **发生食物中毒的病人要遵守医嘱** 配合各种检查和治疗措施，争取早日康复。

五、预防几种食物中毒的常识

1. **土豆中毒** 土豆发芽时，发芽的芽孔部位及胚芽含有龙葵毒素，是一种弱碱性类生物碱，食用没有烧熟的或未剜去芽的土豆就可能中毒。食用前一定要剜掉芽、皮及变色部分，煮后去汤，可除去大部分龙葵素。所以，土豆要注意存放在通风、干燥、不见阳光的地方，以防止发芽。

2. **扁豆中毒**　扁豆中含有凝集素，是一种有毒蛋白，有的扁豆豆荚内含有溶血素和凝集素，如果加热时间太短，毒素未完全破坏，容易引起中毒。因此必须长时间加热，煮熟、煮透。

3. **豆浆中毒**　豆浆由黄豆制成，黄豆中有皂素、抗胰蛋白酶、血细胞凝集素等。如食前不经过合理的加热处理，极易发生中毒，可使进食者在进食后半小时至1小时，出现胃部不适、恶心、呕吐、腹胀、腹痛、腹泻等症状。所以制作豆浆时，一定要煮沸一段时间，最好是将豆浆煮沸10分钟后方可食用。

六、冰箱保存食品的常识

冰箱不能长期保存食品。因为冰箱的低温只能抑制细菌生长繁殖而不是杀灭细菌，贮存时间过长，细菌仍可缓慢繁殖，从而引起食品腐败变质。冰箱内存放食品要做到生熟、成品与半成品分开；热食品放入冰箱之前应先冷却至室温。一般肉类放在冰箱内，4℃左右可保存2～3天，0℃左右可保存7～10天，－10℃以下可保存半年。蔬菜、水果保存在0℃～5℃为宜。保存时间的长短还与食品冷藏前的新鲜度、污染程度有关。食堂应固定专人管理冰箱，做好存放食品的记录，先放进的食品先取出加工食用，杜绝食品变质现象发生。

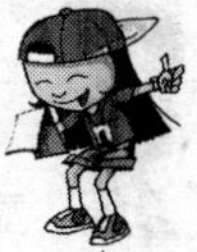

第十二章 合理营养与平衡膳食

一、合理营养、平衡膳食的意义

合理营养是健康的物质基础，而平衡膳食是人们获得合理营养的惟一途径。为了让孩子们从一日三餐中获得合理营养，我们每个家庭及学校的炊事管理人员，都应该具备基本的营养知识，保证学生们的膳食平衡。

所谓合理营养即全面营养和均衡营养之总称。全面营养是指摄入包括人体新陈代谢所需的各种营养素，共七大类，约40余种，包括蛋白质、脂肪、糖类、维生素、无机盐、水及膳食纤维等。这种保证各种营养素的全面摄入及各种营养素数量合适，并能保持各种营养素之间平衡的营养，就是合理营养。

1. 平衡膳食的原则 根据中国营养学会制定的中国居民膳食指南，平衡膳食的原则如下：

人类的食物是多样的。各种食物所含的营养成分不完全相同。除母乳外，任何一种天然食物都不能提供人体所需的全部营养素。平衡膳食必须由多种食物组成，才能满足人体各种营养需要，达到合理营养、促进健康的目的，因而要提倡人们食用多种食物。

(1)食物多样化，谷类为主：谷类包括米、面、杂粮，薯类包括土豆、甘薯、木薯等，主要提供糖类、蛋白质、膳食纤维及B族维生素。

谷类食物是中国传统膳食的主体，随着经济发展，生活改善，人们倾向于食用更多的动物性食物。在一些家庭中，动物性食物的消费量过高，这样不利于健康。因为热能和脂肪过高，对一些慢性病的预防不利。此外要注意粗细粮搭配，经常吃一些杂粮等。稻米、小麦不要研磨太精，否则谷粒表层所含的维生素、无机盐等营养素和膳食纤维大部分流失到糠麸之中。

(2)多吃蔬菜、水果和薯类：蔬菜和水果含有丰富的维生素、无机盐和膳食纤维。蔬菜的种类繁多，包括植物的叶、茎、花苔、茄果、鲜豆、食用藻等，不同品种所含营养成分不尽相同，甚至差别很大。红、黄、绿等深色蔬菜中维生素含量超过浅色蔬菜和一般水果，它们是胡萝卜素，维生素 B_2，维生素C和叶酸，无机盐(钙、磷、钾、镁、铁)，膳食纤维和天然抗氧化物等的主要来源。我国近年来开发的野果，如猕猴桃、刺梨、沙棘等也是维生素C、胡萝卜素的丰富来源。有些水果的维生素及一些微量元素的含量不及新鲜蔬菜，但水果含有的葡萄糖、果糖、柠檬酸、果胶等物质又比蔬菜丰富。红黄色水果如鲜枣、橘子、柿子和杏等是维生素C和胡萝卜素的丰富来源。

薯类含有丰富的淀粉、膳食纤维及多种维生素和无机盐，我国居民近10年来吃薯类较少，应当鼓励多吃。

常吃蔬菜、水果和薯类等食物对保持心血管健康，增强抗病能力，减少儿童发生干眼症，预防某些癌症方面，都能起十分重要的作用。

(3)常吃奶类、豆类或其制品：奶类除含有丰富的蛋白质和维生素外，含钙量较高，且机体利用率也很高，是天然钙质的极好来源。我国居民膳食中提供的钙质普遍偏低，平均只达到推荐量的一半左右。我国婴幼儿患佝偻病也较多，这和膳食钙的摄入不足可能有一定关系。大量的研究工作表明，给儿童、青少年补钙可以提高其骨密度，从而延缓其发生骨质疏松的年龄。因此，应大力发展奶类的生产和消费。豆类是我国的传统食品，含丰富的优质蛋白质、不饱和脂肪酸、钙及维生素 B_1、维生素 B_2、烟酸等。为提高农村人口的蛋白质摄入量及防止城市中过多消费肉类带来的不利影响，应大力提倡大豆及其制品的生产和消费。

(4)经常吃适量的鱼、禽、蛋、瘦肉，少吃肥肉和荤油：鱼、禽、蛋、瘦肉等动物性食物是优质蛋白质、脂溶性维生素和无机盐的良好来源。动物性蛋白质的氨基酸组成更适合人体需要，且赖氨酸含量较高，有利于补充植物性蛋白质中赖氨酸的不足。肉类食物中铁的利用较好，有利于纠正或预防孩子贫血。鱼类特别是海鱼所含的不饱和脂肪酸有降低血脂和防止血栓形成的作用。动物肝脏含维生素 A 极为丰富，还富含维生素 B_{12}、叶酸等。有些城市居民食用动物性食物过多，吃谷类和蔬菜不足，这也对健康不利。

肥肉和荤油为高热能和高脂肪食物，摄入过多往往会引起肥胖，并且是引发某些慢性病的危险因素，应当少吃。

2. 平衡膳食的实施方法 平衡膳食就是要注意膳食的总体平衡，其关键在于各种食物数量的比例要合适，同时食物搭配要合理。如果荤菜量过多，就破坏了动物性食物与其他食物之间的平衡。蛋白质摄入量过多不仅造成浪费，而且易致酸性体质。同样，粮食、蔬菜如摄入过少或过多，都会破坏平衡，使机体得不到平衡营养，不能保障健康。只有按比例摄入各类食物，才能提供平衡的营养。在此将各类食物的摄入量介绍给家长和青少年朋友，其适用范围为 2～18 岁。可根据自己的年龄、体力活动、体质情况酌情采用。

(1)粮食类:每人每天为150～500克。每日膳食要以谷类为主,并注意粗、杂粮搭配吃,可适当增加全麦面包、麦片、玉米、高粱、干豆类及薯类的摄入量。但粗粮摄入量不宜过高,以免影响营养吸收。

(2)蔬菜类:每人每天为100～500克。其中1/3～1/2量应为绿色或深绿色蔬菜,并注意深色蔬菜与浅色蔬菜的搭配。每日进食的蔬菜量一定要大于荤菜量,要以扩大蔬菜的花色品种来增加蔬菜摄入量,但不宜过多。

(3)水果类:每人每天可吃75～200克。最好每天能吃两种以上水果。要注意蔬菜和水果不可互相替换,要搭配吃。

(4)肉、禽、鱼、蛋类:每人每天摄入禽、畜、鱼类85～150克,蛋类每人每天50克。禽肉、畜肉、河鱼、海鲜要轮换吃,条件许可时,可适当增加水产品及禽肉的摄入。

(5)牛奶及奶制品:每人每天宜饮牛奶200～400克。不爱喝牛奶或喝牛奶后肠胃不适应者,可试用酸奶或其他奶制品。

(6)大豆及豆制品:平均每人每天吃大豆或豆制品25～50克。

(7)油脂、食盐、糖类:油脂每人每天以10～25克为宜,注意荤素油搭配。糖类每人每天10～30克即可。食盐每人每天摄入2～6克。

清淡膳食有利于健康,清淡即不要太油腻,不要太咸,不要过多的动物性食物和油炸、烟熏食物。目前,城市居民油脂的摄入量越来越高,这样是不利于健康的。我国居民食盐摄入量也过多,平均值是世界卫生组织建议的2倍以上。流行病学调查表明,钠的摄入量与高血压发病呈正相关,因而食盐不宜摄入过多。世界卫生组织建议每人每天不超过6克为宜。钠的来源除食盐外还包括酱油、咸菜、味精等高钠食品，以及含钠的加工食品等。应养成从幼年就少吃盐的膳食习惯。

二、中学生饮食的特殊要求

从小学升入中学，这既是一个人学习历程中的较大转折，同时也意味着一个重要生理发育阶段的到来。青春期时，人体各器官普遍加速生长并逐渐达到成熟水平。在这一时期，身高的增长可以从平时每年增长 4～6 厘米激增至 8～10 厘米；内脏器官生长速度也大大加快，如心脏在青春期时的重量可达到出生时的 10～12 倍。

青春期体格发育迅猛，各个器官都在增大，脑、心、肝、肾等功能增强，加上学习紧张、活动量大，需要很多的热能。热能主要来自米、面和脂肪、蛋白质，因此中学生应首先吃好三顿正餐，要多吃鱼、肉、蛋、牛奶、豆制品等蛋白质丰富的食物，每日膳食中蛋白质的供给量应为 80～90 克，还要补充足量的维生素和无机盐。青少年的代谢旺盛，骨骼生长快，肌肉细胞数量直线上升，要注意钙、磷、镁和维生素 A、维生素 D 的供给。血细胞的形成需要铁的参与，供给不足则可发生贫血，特别是少女由于月经来潮，每次要损失一定量的血，因此铁质的补充更为重要。此外，随着甲状腺功能的加强，人体需要更多的碘；体格发育和性器官的逐渐成熟，都需要锌；维持正常代谢和生长，离不开充足的维生素的供给。

三、月经初潮少女的饮食调养

少女的卵巢尚未发育完全，故不能充分的分泌雌激素，易使钙质的吸收利用受到障碍，所以在初潮前 18 个月，经常会出现血钙偏低的现象。到了月经初潮，血液里的钙将会进一步地下降，从而引起子宫肌肉或身体某部位产生痉挛，严重时还会引起全身抽搐现象。此时如能及时补充钙质，就会减轻或消除上述现象。少女月经初潮时由于分泌了雌激素，能促使体内吸收更多的钙质，并能使钙质在体内停留较长时间，从而消除了少女因缺钙而引起的各种不适现象。因此，月经初潮时应多吃些富含钙质的食物，如虾皮、牛奶及奶制品、豆制品、骨头汤等。

为保证合成雌激素原料的供给，应多食用富含蛋白质、亚麻油酸、B 族维生素和维生素 E 的食物。钙质必须有维生素 D 存在的情况下，才能被吸收利用，所以还应吃些富含维生素 D 的食物，如奶油、鱼肝油等，并多晒太阳。同时，还应吃些富含维生素 C 和泛酸的食物。

四、个体化饮食原则

1. 平衡膳食原则 个体化饮食原则主要是以中医及饮食文化为其理论基础，以辩证统一为其准则。以食物天然属性，季节变换来注意食物的摄入，根据身体的状况采用不同的烹调方法，强调如何使食物尽可与摄食者的体质保持一致，做到膳食平衡，合理营养，达到促进人们的身体健康为目的。

传统的中国饮食文化认为，食物的天然属性可以分为温热性、寒凉性和平性。不同体质的人应该选择与自己体质相宜的食物，如内热重的人可多选平性和寒凉性的食物；脾胃虚寒的人应多选温热性或平性的食物。从季节上选择，夏季宜选平性和寒凉性的食物，冬季多选温热或平性的食物。烹调方法中如选用葱、姜 、大

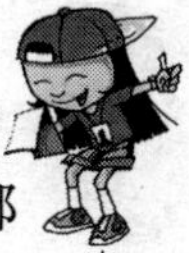

蒜，各种调料如茴香、肉桂、花椒、良姜、辣椒、胡椒类及料酒等，都可不同程度的改变凉性食物的性质。同时，食物加工中如采用炖、烤、烩、炸、烧、煨等方法时，也可能改变食物的性质，使食物变得温热。我们要重视食物的天然属性，根据季节变换，采用合理的烹调方法，使食物与摄食者的体质尽可能的保持一致，以促进身体健康。

2. 常用食物的性质 下面分组介绍常用食物的温热性、寒凉性、平性的分类。

(1)粮食类

①属温热性。面粉、高粱、糯米及其制品。

②属寒凉性。荞麦、小米、大麦、青稞、绿豆及其制品。

③属平性。大米、籼米、玉米、红薯、赤小豆及其制品。

(2)蔬菜类

①属温热性。刀豆、扁豆、青菜、黄芽菜、盖菜、香菜、辣椒、韭菜、韭黄、南瓜、蒜苗、蒜薹、塌棵菜、大蒜、大葱、生姜、熟藕、熟白萝卜。

②属寒凉性。芹菜、冬瓜、生白萝卜、苋菜、黄瓜、苦瓜、生藕、莴笋、茄子、丝瓜、茭白、荸荠、紫菜、金针菜（干品）、海带、竹笋、冬笋、菊花菜、茼蒿、马兰头、土豆、绿豆芽、菠菜、油菜、蕹菜。

③属平性。卷心菜、番茄、豇豆、四季豆、芋艿、鸡毛菜、菜花、绿菜花（花椰菜）、黑木耳、银耳、山药、松子仁、芝麻、胡萝卜、洋葱、蘑菇、香菇、蚕豆、花生、毛豆、黄豆、黄豆芽、白扁豆、豌豆。

(3)水果类

①属温热性。荔枝、桂圆、桃子、大枣、杨梅、杏子、橘子、樱桃。

②属寒凉性。香蕉、西瓜、梨、柑子、橙子、柿子、鲜百合、甘蔗、柚子、山楂、芒果、猕猴桃、金橘、罗汉果、桑葚、杨桃、香瓜、生菱角、

生荸荠。

③属平性。苹果、葡萄、柠檬、乌梅、枇杷、橄榄、李子、酸梅、海棠、菠萝、石榴、无花果、熟菱角、熟荸荠。

(4)动物性食品类

①属温热性。羊肉、狗肉、黄鳝、河虾、海虾、鹅蛋、猪肝。

②属寒凉性。鸭肉、兔肉、河蟹、螺蛳肉、马肉、菜蛇、牡蛎肉、鸭蛋、蛤蚌。

③属平性 。猪肉、鹅肉、鲤鱼、青鱼、鲫鱼、鲢鱼、甲鱼、泥鳅、海蜇、乌贼鱼、鸡血、鸡蛋、鸽蛋、鹌鹑蛋、鳗鱼、鲥鱼、黄花鱼、带鱼、鱼翅、鲍鱼、海参、燕窝。

(5)奶制品、豆制品类

①属温热性。奶酪。

②属寒凉性。牛奶。

③属平性。豆奶、豆制品。

(6)其他食品类

①干果类。温热性有栗子、核桃、葵花子、荔枝、桂圆。平性有花生、莲子、芡实、榧子、榛子、松子、百合、银杏、大枣、南瓜子、西瓜子。

②调味品。温热性有红曲、酒、醋、酒酿、红糖、饴糖、芥末、茴香、花椒、胡椒、桂皮、红茶、咖啡。寒凉性有酱、玫瑰花、琼脂、豆豉、食盐、绿茶。平性有白糖、蜂蜜、可可。

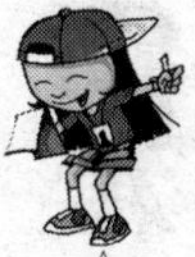

附 录

一、中国居民膳食指南及平衡膳食宝塔

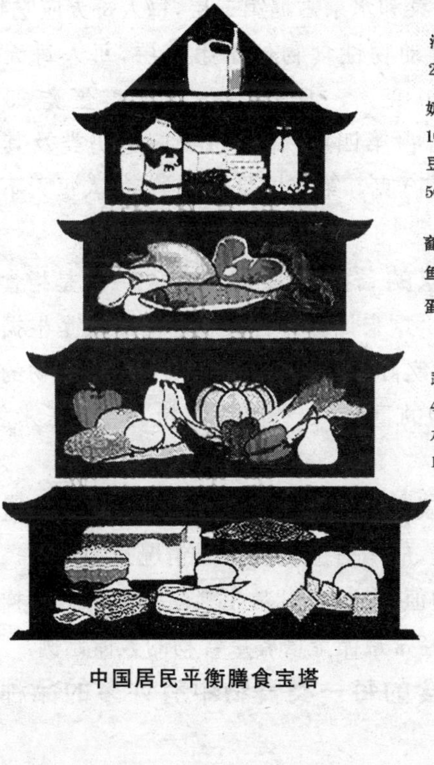

中国居民平衡膳食宝塔

《中国居民平衡膳食宝塔》是中国营养学会根据中国居民膳食指南结合中国居民的膳食结构特点设计的。它把平衡膳食的原则转化成各类食物的重量，并以直观的宝塔形式表现出来，便于群众理解和在日常生活中实行。

平衡膳食宝塔提出一个营养上比较理想的膳食模式。它所建议的食物量，特别是奶类和豆类食物的量，可能与大多数人的实际膳食习惯还有一定距离；而对于某些贫困地区来讲，可能相差得更远，但为了改善中国居民的膳食营养状况，这个膳食模式是不可或缺的。应当把它看作是一个奋斗目标，努力争取，逐步达到。

1. 平衡膳食宝塔共分五层 谷类食物位居底层，每人每天应吃300～500克；蔬菜和水果占据第二层，每人每天应吃400～500克；鱼、禽、肉、蛋等动物性食物位于第三层，每人每天应吃125～200克（鱼虾类50克，畜、禽肉50～100克，蛋类25～50克）；奶类和豆类食物合占第四层，每人每天应吃奶类及其制品100克和豆类及豆制品50克。第五层是油脂类，每人每天不超过25克。

2. 膳食宝塔建议的各类食物摄入量 一般是指食物的生重，熟食类应折合成生重来计算。各类食物的组成是根据全国营养调查中居民膳食的实际情况计算的，所以每一类食物的重量不是指某一种具体食物的重量，如谷类是面粉、大米、玉米粉、小麦、高粱等粮食的总和。

3. 膳食宝塔建议的每人每天各类食物的摄入量 范围适用于一般健康成人，应用时应根据个人情况适当调整。同时宝塔建议的是一个平均值和比例，日常生活中无须每天都样样照着宝塔推荐量吃，但要经常遵循宝塔各层食物的大体比例。

4. 膳食宝塔包含的每一类食物中有许多的品种 虽

然每种食物都与另一种不完全相同，但同一类中各种食物所含营养成分往往近似，在膳食中可以互相替换。

5. 有效应用平衡膳食宝塔 我国幅员辽阔，各地饮食习惯及物产不尽相同，只有因地制宜，充分利用当地资源才能有效地应用平衡膳食宝塔。

6. 膳食对健康的影响是长期的结果 应用平衡膳食宝塔需要自幼养成习惯，并坚持不懈，才能充分体现其对健康的重大促进作用。

二、特定人群膳食指南

1. 幼儿与学龄前儿童

(1)每日饮奶。

(2)养成不挑食、不偏食的良好饮食习惯。

1～5 岁的孩子，生长发育仍很快，但因为胃肠的容量和能力还较小，需要易消化而又具有高营养价值的食物。每日饮用奶类不少于 350 毫升，注意补充鱼、蛋、肉和豆类食物。应适当增加餐次，注意各类食物齐全，并培养不挑食、不偏食的饮食习惯。

2. 学龄儿童

(1)保证吃好早餐。

(2)少吃零食，饮用清淡饮料，控制食糖摄入。

(3)重视户外活动。

6～12 岁的孩子独立活动加强，后期是进入人体第二个生长发育高峰的重要阶段。应该吃好每天的三顿饭，特别是早餐，饮用清淡的饮料和汤水，避免零食对主餐的干扰。应鼓励和引导孩子坚持户外运动，以改善食欲和增强体质。

3. 青少年

(1)多吃谷类，供给充足的能量。

(2)保证鱼、肉、蛋、奶、豆类和蔬菜的摄入。

(3)参加体力活动，避免盲目节食。

青少年正处于生长发育的第二个高峰期，对热能和各种营养素的需求量超过成年人。为了保证热能和营养的供给，应多吃谷类和增加肉、鱼、蛋、奶和豆类食物的摄入。此外，青少年不要盲目节食减肥，应增加体力活动使热能摄入和消耗达到平衡，以保持适宜的体重。

三、学生集体用餐营养要求

学生营养餐的营养素摄入量和食物供给量如下表所示(表 9，表 10)。

表 9　学生营养餐的营养素摄入量

营养素	中小学生(每人每餐)		
	6～8 岁(平均体重 21.9 千克)	9～11 岁(平均体重 29.1 千克)	12 岁(平均体重 40.6 千克)
热能(兆焦/千卡)	2.92(700)	3.34(820)	3.89(930)
蛋白质(克)	24	28	32
来自动物及大豆的蛋白质(克)	8～12	10～14	11～16
脂肪(克)	≤总热能 30%	≤总热能 30%	≤总热能 25%
钙(毫克)	320	400	480
铁(毫克)	4	4.8	7.2
锌(毫克)	4	6	6
维生素 A(国际单位)	300	300	320
维生素 B_1(毫克)	0.5	0.6	0.7
维生素 B_2(毫克)	0.5	0.6	0.7
维生素 C(毫克)	18	20	24

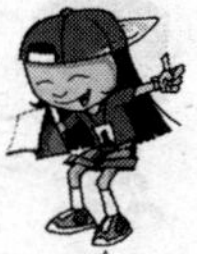

表 10 学生营养餐各类食物的供给量 (单位:克)

食物分类	中小学生(每人每餐)		
	6～8 岁(平均体重 21.9 千克)	9～11 岁(平均体重 29.1 千克)	12 岁(平均体重 40.6 千克)
粮食类(包括薯类、除大豆以外的豆类)	100	150	200
动物性食品(包括畜禽肉、鱼、虾、蛋、动物内脏)	50	65	75
牛奶	100	125	125
大豆及其制品	20	25	30
蔬菜	120	150	200
植物油	5	6	7

主要参考文献

1 顾景范,邵继智主编.临床营养学.上海:上海科学出版社,1989

2 查良锭主编.实用营养治疗手册.北京:中国标准出版社,1994

3 陈仁惇主编.现代临床营养学.北京:人民军医出版社,1996

4 于若木主编.中学生营养食谱手册.上海:上海辞书出版社,1996

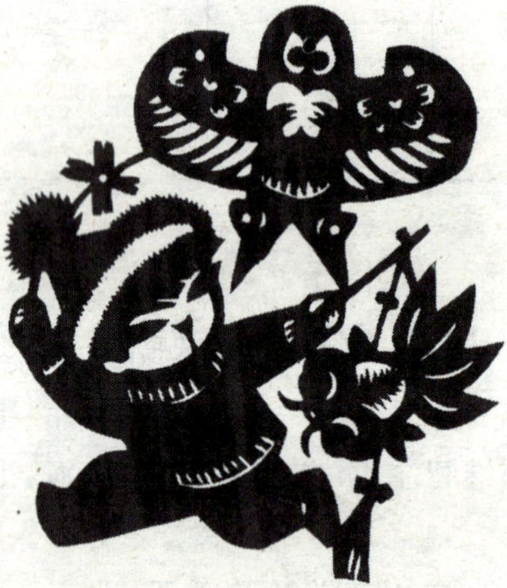